AF597164

Dr E. ESCAT
DE TOULOUSE

PATHOLOGIE
DE
L'AMYGDALE LINGUALE
ET
DE LA BASE DE LA LANGUE

RAPPORT

Présenté à la Société française d'Otologie, de Laryngologie et de Rhinologie

CONGRÈS DU 2 MAI 1898

BORDEAUX
...T ET FILS, ÉDITEURS
...cours de l'Intendance

PARIS
OCTAVE DOIN, ÉDITEUR
place de l'Odéon, 8

1898

RAPPORT PRÉSENTÉ AU CONGRÈS

DE LA

SOCIÉTÉ FRANÇAISE D'OTOLOGIE, DE LARYNGOLOGIE

ET DE RHINOLOGIE

Tenu à Paris du lundi 2 mai au jeudi 5 mai 1898

PATHOLOGIE

DE

L'AMYGDALE LINGUALE

ET

DE LA BASE DE LA LANGUE

Par le Dr E. **ESCAT**, de Toulouse.

L'amygdale linguale, ou quatrième amygdale, qui avait si peu intéressé les biologistes jusqu'à ces dernières années, a pris rang enfin dans l'anatomie descriptive, à côté des deux amygdales palatines et de l'amygdale pharyngée.

Les travaux publiés sur la pathologie de cette amygdale ont démontré, en effet, qu'elle était susceptible des mêmes affections que les trois autres; sa texture anatomique justifiait d'ailleurs cette similitude, que Swain le premier avait indiquée.

Je crois aujourd'hui pouvoir me soustraire à l'obligation de rappeler des notions entrées définitivement dans le domaine classique[1]; mais je ne puis m'affranchir complè-

1. P. Poirier, *Traité d'anatomie humaine*, IV, p. 96.

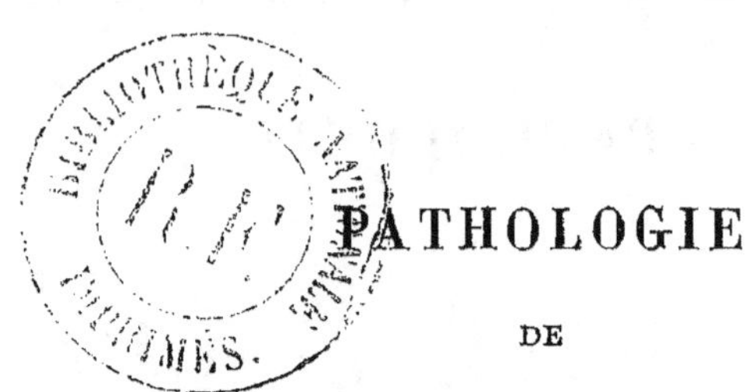

PATHOLOGIE

DE

L'AMYGDALE LINGUALE

ET

DE LA BASE DE LA LANGUE

tement de cette tradition courante en bonne clinique, qui consiste à ne pas aborder la pathologie d'un organe sans avoir tenté de dissiper les derniers doutes qui peuvent exister encore sur un point de son anatomie normale insuffisamment élucidé.

Il en est un, en effet, resté dans l'ombre et dont l'importance clinique me paraît indiscutable : c'est l'étude qui doit fixer les proportions anatomiques normales de l'amygdale linguale.

De toutes les affections variées dont cet organe peut être le siège, l'amygdalite chronique hypertrophique est certainement une des plus intéressantes pour nous praticiens, car elle est sans contredit la plus commune.

Avant d'être appelé à juger une hypertrophie ou une atrophie de cet organe, il me paraît rationnel de chercher à établir ses dimensions normales exactes.

De même qu'il est indispensable au clinicien désireux d'apprécier une hypertrophie du cœur de savoir dans quel espace intercostal bat normalement la pointe, de même il est indispensable au laryngologue qui veut apprécier une hypertrophie de l'amygdale linguale de connaître exactement les dimensions normales de cet organe.

La diversité des opinions émises par les auteurs sur l'hypertrophie et l'atrophie de la quatrième amygdale tient en grande partie, à mon avis, à la divergence de leurs notions d'anatomie normale.

Si l'on veut acquérir une idée exacte du développement que doit affecter normalement cette amygdale, il faut interroger son évolution physiologique.

Cette dernière est intimement liée à l'évolution générale de tout le cercle lymphoïde de Waldeyer, dont elle constitue l'arc inférieur.

Elle nous apprend que l'amygdale linguale n'est plus chez l'adulte ce qu'elle était chez l'enfant.

Au cours de recherches anatomiques que je fis en 1893

sur l'évolution normale de l'amygdale pharyngée, recherches portant sur quarante-deux sujets, j'ai toujours vu l'amygdale linguale affecter un développement sensiblement parallèle à l'amygdale de Luschka, en dehors, bien entendu, de tout processus morbide.

De mes observations, confirmatives de celles de Killian, et de tous les auteurs qui ont étudié attentivement cet organe, il ressortait que la phase de pleine vitalité de l'amygdale pharyngée s'étendait de un an à quatorze ans, et qu'à partir de cet âge elle allait s'atrophiant pour disparaître complètement vers dix-huit ou vingt ans.

Pour cette amygdale étalée en nappe sur la voûte du pharynx, la constatation de l'atrophie est, certes, manifeste, car chez l'adulte elle est réduite normalement à une mince nappe adénoïde cachée sous une muqueuse lisse, à peine accidentée par la bourse pharyngée ou simplement par quelques plis, vestiges de la glande disparue.

Pour les amygdales palatines, le processus atrophique physiologique est moins éclatant : ici, en effet, la forme hémisphérique et parfois sphérique de l'organe s'oppose à la résorption complète. Il reste toujours quelque chose de l'organe, ne serait-ce qu'un noyau de tissu scléreux, revêtu d'une couche adénoïde réduite à sa plus simple expression, surtout quand l'amygdale est pédiculée ; donc, l'organe que nous appelons, en anatomie descriptive : amygdale palatine normale de l'adulte, n'est qu'un organe atrophié, un moignon, un vestige d'organe, dissimulé dans la loge amygdalienne, invisible souvent si l'on n'a pas soin de recliner le pilier antérieur avec un crochet.

Le volume normal que nous prêtons d'habitude aux amygdales palatines n'est point physiologique ; le moindre processus morbide suffit pour rendre à l'organe atrophié une fausse reviviscence et nous donner l'illusion d'un organe normal.

Les affections gutturales sont si banales que l'état pathologique est devenu la règle, et l'état normal l'exception; de là l'erreur où sont tombés les anatomistes qui ont basé indistinctement leurs mensurations cadavériques sur des organes normaux et sur des organes hypertrophiés. En effet, les notions d'anatomie classique qui jusqu'à ce jour ont servi de base à nos appréciations ont leur fondement dans les constatations macroscopiques des anatomistes, faites à l'amphithéâtre sur des sujets dont l'histoire clinique était méconnue, et dans les observations de praticiens trop préoccupés des lésions graves, dont la nosographie était encore à faire, pour porter leur attention sur un organe aussi insignifiant en apparence que les amygdales.

C'est à nous, observateurs journaliers de gorges malades ou saines, que reviendrait la tâche d'apporter la précision dans cette question confuse.

Ces notions générales sur l'évolution atrophique physiologique du tissu adénoïde du pharynx ne sont pas hors du sujet, elles sont indispensables pour comprendre la régression normale de l'amygdale linguale.

Amygdale linguale de l'enfant. — Chez l'enfant, l'amygdale linguale occupe toute la base de la langue, surface quadrilatère comprise d'avant en arrière entre le V lingual et les fossettes glosso-épiglottiques, s'étendant latéralement d'une amygdale palatine à l'autre.

Toute cette surface est complètement couverte par un tapis continu de follicules agglomérés, séparés par des rigoles circulaires. Ils présentent chacun un orifice de 1 millimètre de diamètre environ, conduisant dans une cavité ampullaire, véritable crypte de 2 ou 3 millimètres de profondeur.

La base de la langue est comme pavée de tous ces follicules, dont le nombre varie de 30 à 100.

La moyenne, d'après Ostmann, cité par Teulières, serait de 66.

Toute la muqueuse est doublée par une couche continue

de tissu adénoïde, dans laquelle on remarque des nodules lymphatiques, comme dans les amygdales palatine et pharyngée; cette couche a une épaisseur de 3 millimètres environ.

Vers l'âge de quatorze ans, la régression atrophique commence sur la ligne médiane, qui va du foramen cœcum au ligament glosso-épiglottique médian, et l'amygdale linguale semble divisée à partir de ce moment en deux moitiés symétriques.

Cette allée intermédiaire, désertée par les follicules, va sans cesse s'élargissant; sa surface, très lisse, laisse apercevoir par transparence les veines superficielles de la base de la langue, qui étaient invisibles chez le jeune enfant, cachées chez lui sous l'épaisse couche des follicules.

Amygdale linguale de l'adulte. — L'amygdale, à l'âge de vingt ans, finit par être réduite à quelques follicules lenticulaires, très discrets, d'une épaisseur moyenne de 2 millimètres, disposés en deux groupes symétriques, relégués dans l'angle postéro-externe de la surface quadrilatère qui forme la base de la langue.

C'est sur les bords antérieurs des fossettes glosso-épiglottiques et au voisinage de l'insertion inférieure du pilier antérieur que l'on aperçoit les derniers follicules qui ont échappé à l'évolution régressive et qui sont souvent très petits et très rares, à tel point que l'atrophie semble complète.

Tel est l'état habituel que présente chez l'adulte l'amygdale linguale normale.

Les amygdales sont des organes essentiellement infantiles dont le rôle physiologique, encore problématique, n'est sûrement pas borné à la seule fonction phagocytaire; ce rôle semble lié à la phase d'accroissement du sujet et paraît s'éteindre avec la puberté.

Il est enfin une considération qui a aussi sa valeur : il serait ridicule de vouloir assigner avec trop de rigueur à l'amygdale linguale normale des dimensions fixes qu'elle ne saurait dépasser sans sortir du cadre physiologique.

La constitution ou la caractéristique anatomique de l'individu est faite de variations s'étendant à des systèmes ou à des organes qu'il serait inexact d'attribuer constamment à un facteur pathogénique, et dont les vraies causes nous échappent en raison de leur extrême complexité.

Rien ne nous autorise à demander à la pathologie la raison des diversités individuelles observées dans les proportions de l'amygdale linguale normale; il en est ici comme pour les autres glandes de l'économie, dont les variations ethniques et individuelles constituent plutôt un problème d'anthropologie que de pathologie; je ne prendrai pour exemple que la glande mammaire.

Nous avons donné un aperçu des proportions moyennes que doit affecter l'amygdale linguale normale chez l'enfant et chez l'adulte; mais, pour les raisons que nous avons exposées, il sera bon de n'appliquer ces notions qu'avec réserve; persuadés qu'en dehors de toute influence morbide, il peut exister des différences individuelles considérables dans le développement de l'amygdale linguale, nous nous rappellerons que, sur le terrain clinique, l'expérience acquise par une observation journalière attentive sera encore notre meilleur guide.

La pathologie de l'amygdale linguale seule devait faire l'objet de ce rapport; le sujet ainsi compris nous obligeait à éliminer bien des questions dont l'intérêt clinique est intimement lié à celui de la quatrième amygdale.

Agrandissant le cadre de cette étude, nous avons préféré embrasser toutes les affections de la base de la langue; un très grand nombre de ces maladies, rares ou mal connues, n'ont pas toujours leur point de départ dans l'amygdale linguale; mais, au cours de leur évolution, elles l'intéressent fatalement et peuvent donner lieu à des difficultés de diagnostic qui rentrent dans la séméiologie des affections propres de l'amygdale linguale.

Considérant la base de la langue aussi inséparable de l'amygdale linguale que la loge amygdalienne de l'amygdale palatine, nous avons étudié en bloc toute la pathologie de cette petite région.

AMYGDALITE LINGUALE CATARRHALE

A l'exemple de Ruault, nous décrirons à part cette affection, la séparant de l'amygdalite et de la périamygdalite linguale phlegmoneuse.

Dans l'angine diffuse symptomatique d'affections générales aiguës, telles que la scarlatine, la rougeole, la grippe, le rhumatisme infectieux, l'amygdale linguale est affectée d'inflammation catarrhale au même titre que les amygdales palatines; sa lésion, dans ce cas, n'attire pas l'attention, et ses symptômes se confondent avec les symptômes généraux de l'angine. Quelquefois, cependant, on pourra voir les signes subjectifs particuliers de l'amygdalite linguale prédominer et survivre pendant trois semaines ou un mois au catarrhe généralisé du pharynx.

Mais l'amygdalite linguale catarrhale n'est vraiment intéressante à étudier que lorsqu'elle est circonscrite.

Cette affection est certainement fréquente, mais, en raison de son peu de gravité, les malades qui en sont atteints ne demandent généralement pas leurs soins à un spécialiste, et si elle n'est pas examinée au miroir, l'amygdalite linguale restera méconnue.

L'amygdalite linguale catarrhale circonscrite s'observe presque exclusivement chez l'adulte.

La marche est aiguë ou subaiguë; dans le premier cas, l'invasion est marquée par de la fièvre et de l'embarras gastrique, comme dans l'amygdalite palatine.

Les signes locaux sont les suivants :

1° Une douleur localisée au fond de la gorge, répondant extérieurement à l'os hyoïde, généralement plus prononcée d'un côté, avec irradiation vers l'oreille correspondante.

2° De la dysphagie, constituée par une sensation de corps étranger au fond de la gorge, nécessitant des efforts constants de déglutition qui exaspèrent la douleur.

Si l'on examine la gorge au miroir, on constate généralement un léger état catarrhal de l'oro-pharynx qu'on serait porté à considérer comme la lésion causale, si l'on ne pratiquait ensuite l'examen au laryngoscope, qui seul fait découvrir la lésion principale.

La base de la langue est uniformément rouge. Le développement acquis momentanément par l'amygdale linguale est proportionnel à l'intensité du processus inflammatoire, mais il dépend aussi du volume de l'organe avant l'apparition du mal.

Si la quatrième amygdale était déjà hypertrophiée, la base de la langue est complètement recouverte par une surface mamelonnée, tomenteuse; chaque soulèvement représente un follicule gonflé et rouge. L'orifice des cryptes et les rigoles qui séparent les follicules sont parfois dessinés par des agglomérations d'exsudat blanchâtre.

Si, au contraire, l'amygdale linguale était auparavant très réduite et presque complètement atrophiée, comme elle doit l'être normalement chez l'adulte, l'aspect est différent. En arrière du V lingual, la muqueuse de la base de la langue, aussi rouge que dans le cas précédent, est lisse et vernissée dans sa moitié antérieure, couverte çà et là de plaques d'exsudat pultacé; en arrière seulement et de chaque côté, bordant en avant les fossettes glosso-épiglottiques, on voit quelques follicules agglomérés, présentant les signes d'une vive inflammation.

A la faveur du processus inflammatoire aigu, on peut voir revivre sur divers points de la base de la langue, et même dans les points où l'amygdale semblait le plus atrophiée, sur la ligne médiane, par exemple, quelques follicules isolés qui, en dehors de l'état inflammatoire, auraient certainement échappé à l'examen laryngoscopique.

L'amygdalite linguale catarrhale a une durée qui varie entre un et deux septenaires.

Sa marche est aiguë ou subaiguë; elle est très bénigne et se termine par résolution.

D'après Ruault, l'affection peut être unilatérale.

Les récidives sont fréquentes. La répétition de l'affection entraîne avec elle l'hypertrophie chronique.

AMYGDALITE ET PÉRIAMYGDALITE LINGUALES PHLEGMONEUSES

Historique. — Les suppurations aiguës de l'amygdale linguale ont été signalées seulement depuis quelques années; Hagen, Fleischmann, Gurowitsch publièrent les premiers quelques observations.

Ruault, sur six cas d'inflammation phlegmoneuse, en relata trois terminés par suppuration, auxquels il faut ajouter les observations de Cartaz, Luc, Massei, Colin, Helary, et deux cas de Boulenger.

En 1893, Seifert, dans un travail sur la pathologie de l'amygdale linguale, fait une étude complète de l'affection sous le nom de phlegmon périépiglottique.

Simanowski, dans une revue sur le même sujet, rapporte des observations détaillées où nous relevons cinq cas intéressants d'amygdalite suppurée.

Marion, dans sa thèse (1894), relate une observation inédite de Lermoyez.

Polyak, Mounier, Beausoleil, Volkov publient ensuite de nouveaux faits; moi-même j'en relate un en 1896.

Enfin, Lacoarret m'a dit récemment en avoir observé un cas très typique.

Anatomie pathologique. — Simanowski a admis deux formes anatomo-pathologiques : l'*amygdalite folliculaire suppurée* et la *périamygdalite phlegmoneuse.*

a) Dans l'amygdalite folliculaire suppurée, analogue à l'amygdalite palatine suppurée, le processus phlegmoneux est limité à l'amygdale elle-même; les follicules lymphoïdes atteints isolément s'ouvrent à la surface de l'amygdale, soit séparément, soit après s'être fusionnés en un foyer unique.

b) Dans la périamygdalite linguale, comme dans la périamygdalite palatine, le foyer phlegmoneux se développerait au-dessous de l'organe et aurait pour territoire le tissu cellulaire sous-muqueux.

Cette lame conjonctive, très fibreuse et très dense en certains points, ne peut être, à notre avis, que le *Fascia linguæ* décrit par Zaglas.

Selon Ruault, le foyer de l'abcès compris entre l'amygdale et le muscle lingual supérieur sous-jacent est limité : en dedans, par le ligament glosso-épiglottique médian; en dehors, par le ligament glosso-épiglottique latéral; en avant, par les papilles caliciformes; en arrière, le phlegmon peut atteindre la fossette glosso-épiglottique correspondante; mais, au-dessous, il est arrêté par la membrane hyo-épiglottique qui l'empêche de gagner l'interstice thyro-hyo-épiglottique au-devant du larynx. La séparation médiane par le ligament glosso-épiglottique médian explique pourquoi l'abcès reste latéral; même dans les cas où les deux côtés ont été atteints, on a toujours vu les deux abcès évoluer et s'ouvrir séparément.

La distinction de l'amygdalite linguale phlegmoneuse en amygdalite folliculaire et en périamygdalite nous paraît très rationnelle et légitimée par les dispositions anatomiques; il est toutefois à désirer qu'elle puisse être un jour confirmée par des recherches anatomo-pathologiques.

Il est certain que, dans bien des cas, les deux formes doivent se combiner et rendre toute distinction clinique impossible.

Étiologie. — L'étiologie est celle des angines phlegmoneuses en général.

Le mode d'introduction de l'agent pyogène dans le tissu amygdalien a pu être déterminé dans quelques observations : c'est ainsi que l'infection a été deux fois consécutive à une cautérisation galvanocaustique (obs. de Cartaz et de Marion), deux fois à une déchirure par un corps étranger septique, un fragment de bois dans une observation de Seifert, un fragment d'os dans celle de Helary.

Le pus n'a pas encore été examiné.

L'affection paraît un peu plus fréquente chez l'homme que chez la femme.

Symptômes. — *Début.* — L'amygdalite linguale phlegmoneuse est primitive ou secondaire à une angine catarrhale généralisée ; dans ce dernier cas, elle débute au moment où la première affection est à son déclin, c'est-à-dire vers le huitième ou le dixième jour.

Elle s'annonce par l'apparition parfois très brusque d'une vive douleur à la gorge, généralement latéralisée et répondant à la grande corne de l'os hyoïde, localisation identique à celle de l'amygdalite linguale catarrhale, mais elle est beaucoup plus vive et va s'exaspérant de plus en plus.

Comme cette dernière, elle s'irradie à l'oreille. Presque en même temps apparaissent les phénomènes généraux.

État général. — La fièvre est vive et atteint facilement 39°5 et 40° ; on observe aussi des frissonnements, de la courbature, du malaise, de la céphalalgie, de l'embarras gastrique et de la constipation.

Dysphagie. — La dysphagie, légère au début, s'accentue

rapidement; la sensation de corps étranger qu'on retrouve dans toutes les affections de l'amygdale linguale prend ici ses plus grandes proportions, et ce symptôme est d'autant plus accusé que l'infiltration phlegmoneuse est plus étendue. La douleur provoquée par les efforts de déglutition devient bientôt intolérable, non seulement pour les aliments solides qui dès le début ne peuvent être supportés, mais aussi pour les liquides.

Troubles respiratoires. — La gêne respiratoire, sans être constante, est facilement observée : elle peut être légère (cas de Ruault, Cartaz, Helary, Mounier, Simanowski); mais elle peut aussi devenir menaçante au point de donner lieu à un vrai tirage; dans ce cas, le tableau symptomatique devient celui de l'œdème aigu de la glotte et les symptômes de l'angine proprement dite passent au second plan; dans un cas observé par Moure, rapporté par Beausoleil, le tirage était si intense qu'on fut sur le point de pratiquer la trachéotomie. Lermoyez a observé des faits analogues [1].

La gêne respiratoire provient, dans les cas bénins, de l'augmentation de volume de la base de la langue, qui affleure la paroi postérieure du pharynx, ou de la reflexion de l'épiglotte par la tumeur inflammatoire; dans les cas plus graves, elle peut tenir à l'infiltration œdémateuse de la face antérieure de l'épiglotte (Ruault), ou même des replis ary-épiglottiques constituant un véritable œdème de la glotte (Beausoleil).

Troubles de la phonation. — La phonation peut être troublée; dans la description qu'il a donnée de l'affection, Ruault, s'appuyant sur sept observations, prétend que la voix n'est pas altérée. Il en est ainsi, évidemment, dans les formes bénignes, probablement dans la suppuration folliculaire proprement dite; mais, lorsqu'il s'agit de véritable périamygdalite, on observe souvent des troubles de la phonation, et cela se comprend aisément. Ce fut le cas pour le malade de Beau-

1. Communication orale.

soleil et pour le mien. D'après Beausoleil, la voix était « sourde et empâtée » ; chez mon malade, la parole était presque inintelligible et présentait des caractères que je me permettrai d'analyser puisque je ne les ai vus relatés dans aucune autre observation.

L'anomalie portait à la fois sur la phonation proprement dite et sur l'articulation.

Le timbre vocal était nasalé à l'excès, ce qui semblait dû à l'extrême infiltration de la base de la langue, qui affleurait presque le voile du palais, obturant l'isthme bucco-pharyngé et obligeant l'onde vocale à s'écouler pour tous les sons émis par la voie nasale.

L'articulation des mots était compromise, d'autre part, par l'immobilisation de la langue, qui était comme ankylosée par sa base et qui avait perdu, par ce fait, la liberté de ses mouvements.

Il y avait donc à la fois *rhinolalie ouverte* et *anarthrie*.

Signes physiques. — Dans la plupart des observations, les malades n'avaient pas de peine à ouvrir la bouche; chez quelques-uns cependant, le contraire a été observé. Cette difficulté semble due à la propagation du processus inflammatoire à la muqueuse qui tapisse la branche montante du maxillaire inférieur.

Si l'on pratique l'examen de la gorge, on n'aperçoit rien sur l'oro-pharynx, si ce n'est une rougeur catarrhale diffuse.

L'abaisse-langue déprime facilement la portion antérieure de la langue, mais plus difficilement la base.

Immobilisation de la langue. — On a noté, dans la plupart des observations, la conservation de la mobilité de la langue; cependant, il faut savoir que la propulsion de cet organe est parfois impossible. Il en a été ainsi dans un cas de Boulenger et dans le mien, où, ne pouvant pratiquer l'examen laryngoscopique par la méthode classique, j'ai dû employer mon abaisse-langue laryngoscopique ; mais généralement on peut bien observer la base de la langue avec le miroir.

Aspect de la base de la langue. — On aperçoit la région de l'amygdale linguale occupée d'un seul côté par une tuméfaction plus ou moins volumineuse, rouge, lisse, tendue, s'élevant au-dessus du bord de l'épiglotte qu'elle cache ou qu'elle comprime.

Les ligaments glosso-épiglottiques sont défigurés et même effacés par l'inflammation les fossettes glosso-épiglottiques comblées par la tuméfaction amygdalienne.

C'est là le véritable aspect dans la périamygdalite linguale; mais, lorsque le processus inflammatoire est limité à un petit groupe de follicules, on peut voir ces derniers, qui ont encore conservé un peu leur configuration, former un îlot enflammé qui se détache sur les parties ambiantes, atteintes seulement d'altération catarrhale; quelquefois, lorsque l'abcès est formé, on a pu constater un amincissement de la muqueuse, devenue d'une couleur plus claire et même jaunâtre.

Toucher. — Le toucher, très douloureux, extrêmement pénible pour le malade, révèle une tuméfaction plus ou moins rénitente, mais dont la fluctuation est difficilement perçue.

Adénopathie. — Dans les premières descriptions de l'amygdalite linguale phlegmoneuse, on a nié l'existence de l'adénopathie concomitante; il y a lieu de revenir sur ce point. Elle a été signalée, en effet, dans les observations de Helary, de Lermoyez, rapportée par Marion, de Boulenger, de Volkov et dans la mienne.

L'infection lymphatique portait tantôt sur les ganglions sous-mentaux, tantôt sur deux ganglions superposés au-devant de la jugulaire interne, sur les côtés du cartilage cricoïde; cette dernière localisation de l'adénopathie s'explique facilement, car ces ganglions reçoivent les troncs efférents qui viennent du riche plexus de la base de la langue (Sappey). L'infection des ganglions sous-mentaux s'explique moins bien : ces ganglions, en effet, ne reçoivent que peu de lymphatique de la langue; quelquefois cependant, d'après Poirier, ils peuvent recevoir des troncs venant du frein de l'organe; c'est dire que leurs rapports avec les lymphatiques de la base sont assez indirects.

La contingence de l'adénopathie pourrait s'expliquer par la variabilité probable de l'espèce microbienne en cause.

On a noté, enfin, dans la symptomatologie de l'amygdalite linguale phlegmoneuse, un léger œdème de la région sus-hyoïdienne.

Marche, durée, terminaison. — La résolution est contestable; dans les cas ainsi terminés, il peut se faire qu'il se soit agi seulement d'amygdalite catarrhale.

L'affection évolue en huit ou quinze jours; c'est du huitième au quinzième jour que l'abcès peut s'ouvrir spontanément; il en a été ainsi dans la plupart des faits observés.

Il est probable que l'évolution est plus rapide dans l'abcès folliculaire que dans la périamygdalite proprement dite; mais, lorsque les abcès folliculaires se succèdent, la maladie peut durer plusieurs semaines.

Les deux côtés de l'amygdale linguale peuvent être pris successivement.

Les récidives s'observent surtout quand le foyer s'est ouvert insuffisamment et a laissé un trajet fistuleux (Colin).

Complications. — Nous avons déjà signalé l'œdème de la glotte comme une complication redoutable, capable de prendre le pas sur la maladie elle-même et d'absorber à elle seule toute l'attention; selon Ruault, une conformation anormale de la membrane hyo-épiglottique, permettant au pus de fuser le long de l'épiglotte et d'atteindre l'espace prélaryngé, exposerait à cette complication.

Sous le terme de *tuméfaction ligneuse du cou,* Volkov a rapporté l'histoire d'un malade chez lequel on observa, consécutivement à l'ouverture d'abcès de l'amygdale linguale, une infiltration dure de la région sous-mentionnère et des ganglions sous-maxillaires accompagnés d'œdème des replis ary-épiglottiques; dans les régions indurées se produisirent des collections purulentes qui furent ouvertes au fur et à mesure; le malade ne quitta l'hôpital qu'après trois mois et demi de traitement.

Il est probable qu'il s'est agi là tout simplement d'adéno-phlegmons secondaires.

Il n'est guère permis de décrire d'autres complications à cette affection; le nombre des observations est encore trop restreint pour présenter un chapitre complet sur ce point.

Il est à croire, d'ailleurs, que cette affection expose aux mêmes complications générales que les amygdalites palatines phlegmoneuses.

Pronostic. — Le pronostic est plutôt bénin; toutefois, il devra être réservé en présence des complications que nous venons de mentionner.

Jusqu'ici tous les cas d'amygdalite linguale observés se sont terminés par la guérison.

Diagnostic. — Les symptômes que nous avons décrits suffiront pour autoriser un diagnostic. L'examen simple de l'oro-pharynx, faisant éliminer la périamygdalite palatine, fera penser tout de suite à la périamygdalite linguale, mais l'examen au miroir permettra seul de préciser le diagnostic.

Simanowski attache une grande importance séméiotique à la rougeur localisée à la partie inférieure du pilier antérieur, mais généralement tout le pharynx présente une rougeur diffuse qui rend ce signe insaisissable.

Lorsque la traction de la langue ne sera pas possible, on pourra essayer de pratiquer l'examen avec la spatule de Kirstein ou avec mon abaisse-langue laryngoscopique, mais avec le plus de ménagements possibles, car la manœuvre sera toujours très douloureuse.

Si, enfin, le laryngoscope ne pouvait être placé, il faudrait se contenter du toucher.

Le diagnostic différentiel sera fait avec les affections suivantes :

1° *La glossite interstitielle ou glossite basique intra-musculaire de Blandin.* Dans cette affection, on observe de l'œdème lingual proprement dit et non de la tuméfaction limitée à la muqueuse de la base; la lésion a pour siège ici la profondeur des masses musculaires.

2° *Les phlegmons du plancher de la bouche* qui soulèvent la langue, donnant lieu à une dysphasie intense et immobilisant l'organe au point de rendre la parole inintelligible, pourraient être confondus avee l'amygdalite linguale phlegmoneuse.

Les symptômes généraux très graves de l'angine de Ludwig, véritable phlegmon diffus si souvent fatal, permettront d'éviter une confusion qui aurait de sérieuses conséquences au point de vue du pronostic; mais l'erreur pourrait être commise plus facilement avec le phlegmon circonscrit.

Dans cette forme, comme d'ailleurs dans l'angine de Ludwig, il y a un signe différentiel capital qui évitera toute confusion, c'est l'existence du bourrelet phlegmoneux sublingual, d'une dureté ligneuse qui infiltre tout le plancher de la bouche et qui soulève la langue en masse.

Ce plancher conserve, au contraire, toute sa souplesse dans l'amygdalite linguale phlegmoneuse; pour bien l'explorer, le regard ne suffira pas, il faudra combiner le toucher du plancher sub-lingual à la palpation de la région sus-hyoïdienne, en comprimant les parties molles du plancher entre les deux mains exploratrices.

3° *Le phlegmon de la loge thyro-glosso-épiglottique,* étudié par Brault et Brousses, peut donner lieu à tous les signes de l'amygdalite linguale phlegmoneuse et aux mêmes complications. Seul l'examen au miroir, très praticable dans cette affection, permettra de reconnaître l'intégrité de l'amygdale linguale.

4° *Le phlegmon pharyngo-laryngé* débute avec une grande brusquerie, et le tirage atteint rapidement des proportions inquiétantes ; ici encore l'examen au miroir laryngien donnera seul des éléments de diagnostic différentiel.

En outre, il existe une douleur vive localisée au larynx ; elle s'exagère par la pression des deux lames du cartilage thyroïde et non par celle de l'os hyoïde, comme dans l'amygdalite phlegmoneuse.

5° Dans *l'adéno-phlegmon sous-maxillaire*, la langue est libre dans tous ses mouvements et l'examen laryngoscopique peut être pratiqué.

6° Il est d'autres affections dont le diagnostic différentiel avec l'amygdalite linguale phlegmoneuse sera éclairé par le miroir laryngien : ce sont les *angines épiglottiques*, l'angine épiglottique postérieure de Ruault et l'angine épiglottique antérieure, dont un cas a été publié par Michel de Cologne en 1886, et encore même, dans ce cas, s'est-il agi peut-être, comme Marion le fait observer, d'une amygdalite linguale phlegmoneuse. Cette affection était caractérisée par une infiltration de la face antérieure de l'épiglotte, gagnant la partie postérieure du dos de la langue et effaçant les replis glosso-épiglottiques ; le tout s'accompagnait de fièvre et de douleur à la déglutition.

M. Lermoyez m'a dit avoir observé plusieurs cas d'amygdalite linguale aiguë suppurée, dans lesquels l'œdème collatéral de l'épiglotte avait pris une telle intensité que, dans la seconde moitié de la maladie, il formait à lui seul tout le tableau clinique.

Il y aurait donc lieu de reviser les observations d'épiglottite publiées, car elles pourraient bien n'être, comme se le demande M. Lermoyez, que des amygdalites linguales aiguës mal observées, dans lesquelles l'œdème collatéral aurait pris le pas sur la maladie première.

Étant donnée la prédisposition spéciale du tissu adénoïde aux localisations infectieuses primitives, nous nous expliquons plus aisément une épiglottite secondaire à une amygdalite qu'une amygdalite secondaire à une épiglottite.

Les progrès que nous espérons voir se réaliser dans la pathologie de l'amygdale linguale viendront peut-être un jour éclairer l'étiologie de certains œdèmes aigus du larynx et restreindre le nombre de ceux qui sont encore considérés comme primitifs.

AMYGDALITE LINGUALE CHRONIQUE HPYERTROPHIQUE

Historique. — Lennox-Browne, en 1880, paraît être le premier auteur qui se soit occupé de l'hypertrophie de l'amygdale linguale. Swain, en 1886, étudia l'anatomie normale et l'anatomie pathologique de cet organe; après lui, Gleitsmann (1887) publia une intéressante étude sur le même sujet.

Ruault est le premier en France dont l'attention ait été attirée par l'hypertrophie de l'amygdale linguale (1888).

La même année, Balme, écrivant sa thèse sur l'hypertrophie des amygdales, consacra une étude à celle de l'amygdale linguale. Puis vinrent les publications de Rice (1886), de Ralph. W. Seiss (1889), de Teulières (thèse de Bordeaux, 1889), de Joal (1890), de Noguet (Liège, 1890), de Shœde (Kœnigsberg, 1892), de Cl. Chauveau (1892-1894), de Scheppegrel (1892), de Wingrave (1892), d'Andrew Clarke (1892), de Boulenger (1893), de Hamilton (1893), de Robertson (1893).

En 1893, Seifert et Simanowski, chacun dans une étude d'ensemble sur la pathologie de la quatrième amygdale, consacrent une part à l'hypertrophie.

Sallard met au point la question dans son traîté de

l'hypertrophie des amygdales (1894). Puis paraît une revue de Steinfelden en 1895. Nous citerons encore la thèse d'Aymé (1895), diverses publications de Lennox-Browne, une communication de Bar, de Nice, à notre Société, une revue de G. Didsbury (1897), enfin un article posthume de Michael, de Hambourg, dans le traité de P. Heymann.

En étudiant divers points de cette intéressante question, nous aurons encore à citer bien des auteurs qui ont porté leur contribution à l'étude de l'hypertrophie de la quatrième amygdale.

Anatomie pathologique. — L'anatomie pathologique de l'hypertrophie de l'amygdale linguale rentre dans celle plus générale de tout le tissu adénoïde de l'anneau de Valdeyer. Swain et Schœde ont montré l'identité parfaite des modifications anatomiques de cette lésion avec celles que l'on observe dans l'hypertrophie des amygdales palatines et pharyngées.

L'hyperplasie porte sur tous les éléments des follicules; le tissu réticulé est infiltré par une abondante production de cellules lymphatiques ; la lésion est surtout marquée au niveau des nodules lymphoïdes; le tissu conjonctif est aussi atteint, ainsi que les glandules et la tunique conjonctive des vaisseaux.

Les quelques travaux où cette question a été effleurée ne nous paraissent pas de nature à modifier l'opinion classique que nous avons sur l'hypertrophie des amygdales; il y a lieu d'attendre de nouvelles recherches sur ce point; jusqu'ici, en effet, on n'a pu guère pratiquer l'examen biopsique de l'amygdale linguale, qu'on s'est contenté de cautériser. Si l'ablation chirurgicale se vulgarise, comme nous l'espérons, nous ne tarderons pas à acquérir des notions plus précises [1].

1. Depuis quelques mois, nous avons pratiqué, avec notre ami Rispal, agrégé à la Faculté de Toulouse, quelques coupes de fragments d'amygdale linguale enlevés à la pince coupante: nous n'avons jusqu'ici observé que les lésions banales connues de l'hypertrophie des amygdales palatines, sans aucune particularité méritant d'être signalée. Aussi réservons-nous pour une publication ultérieure l'exposé de nos recherches encore trop incomplètes.

Étiologie. — L'incertitude qui règne sur l'étiologie de l'hypertrophie des amygdales palatines et de l'amygdale pharyngée s'applique à celle de l'amygdale linguale.

Il semble que l'hypertrophie des follicules de la base de la langue soit consécutive aussi à des séries de poussées inflammatoires paroxystiques.

Les angines catarrhales répétées, les angines aiguës, grippale, rubeolique, scarlatineuse, typhoïdique, rhumatismale, peuvent avoir quelque part dans l'étiologie.

La syphilis secondaire provoque une hypertrophie spécifique que nous étudierons dans un autre chapitre, mais elle peut, la période passée, laisser après elle un état d'hypertrophie chronique qui n'a rien de spécifique et rentre dans le cadre de l'hypertrophie vulgaire.

Il faut accorder une action réellement effective à l'usage du tabac et surtout de l'alcool et des aliments épicés qui, dans la déglutition, se mettent en contact direct avec l'amygdale linguale. C'est sur elle, en effet, véritable « palier d'attente », que se rassemblent les particules alimentaires pour former le bol alimentaire pendant le premier temps de la déglutition, inconvénient dont ne souffrent guère les amygdales palatines et auquel l'amygdale pharyngée n'est pas exposée.

Ajoutons à ces agents l'action irritante des sécrétions pathologiques de la muqueuse buccale dans les stomatites, les gingivites et la carie dentaire (Raoult).

L'usage professionnel de la voix chantée et même de la voix parlée a été invoqué chez les chanteurs et chez les orateurs.

Les congestions gutturales liées à la grossesse, à l'aménorrhée, aux affections utérines, à la ménopause, ont été incriminées; ce facteur, de plus, peut, à notre avis, à titre de cause occasionnelle, expliquer la plus grande fréquence de l'affection chez la femme, mais il ne saurait être considéré comme une cause vraiment effective.

On a essayé de démontrer qu'il y avait une relation physiologique chez la femme entre les organes génitaux et l'amygdale linguale (Semon). Mais quel est l'organe pour lequel pareil rapport n'a pas été invoqué? Il s'agit là d'une relation commune à tous les organes de l'économie et dont l'amygdale linguale n'a certes pas le monopole; il n'y a pas d'organe, en effet, qui ne puisse être le siège de quelque retentissement des troubles physiologiques de l'âge critique.

J'ajouterai, de plus, qu'on voit se manifester, à l'occasion de la ménopause, des paresthésies de la base de la langue dont les symptômes sont presque identiques à ceux de l'hypertrophie et qui coïncident pourtant avec une aplasie complète de l'amygdale linguale.

Les troubles dyspeptiques ont été signalés comme cause d'hypertrophie de l'amygdale linguale.

Enfin, le lymphatisme et l'arthritisme ont été aussi accusés.

Je crois certainement qu'un état constitutionnel peut favoriser l'éclosion de l'affection, l'entretenir ou l'exagérer; mais je ne pense pas que nous ayons le droit de faire retomber sur lui seul toute la responsabilité de la maladie. J'avoue qu'une étiquette diathésique donnée à une lésion aussi banale que l'hypertrophie de la quatrième amygdale ne me satisfait que très incomplètement et ne m'éclaire nullement sur son étiologie.

Il est si facile, en cherchant bien, de trouver chez un malade un stigmate permettant de le rattacher à une diathèse : si ce n'est pas à l'une, ce sera à l'autre, et si, par cas, le sujet est indemne de toute tare personnelle, on réussira bien à trouver quelque antécédent chez un de ses ascendants ou de ses collatéraux. Mieux vaut, à mon avis, reconnaître notre impuissance momentanée à résoudre une question difficile, subordonnée aux plus grands problèmes de la pathologie générale, et réserver nos efforts pour des investigations moins stériles.

Symptômes. — Nous aurons surtout en vue dans ce chapitre l'hypertrophie de l'amygdale linguale chez l'adulte ;

la symptomatologie de cette affection, en effet, est dominée presque exclusivement par des troubles subjectifs dont l'adulte peut seul se plaindre.

Sur le terrain anatomo-pathologique, il y aurait lieu peut-être de ne pas borner ainsi notre étude; mais, si l'hypertrophie de l'amygdale linguale peut exister chez l'enfant, elle semble ne se traduire chez lui par aucun symptôme spécial, par aucune complication capable d'attirer l'attention.

L'hypertrophie de l'amygdale linguale chez l'enfant, n'étant jamais isolée, s'efface complètement comme une lésion accessoire devant celle des amygdales palatines et pharyngée, dont les symptômes, plus éclatants, dominent le tableau clinique; or, une lésion accessoire, qui n'a ni symptômes propres ni complications, ne saurait être élevée au rang d'entité morbide.

Nous aurions tort cependant de la négliger complètement, car il y a peut-être lieu de se demander si certaines toux rebelles et certaines laryngites de l'enfance, qui dans quelques cas exceptionnels ne cèdent pas au traitement des végétations adénoïdes et des amygdales palatines, ne relèveraient pas de cette lésion.

Cette affection, communément observée chez l'adulte entre dix-huit et cinquante-cinq ans (Ruault), paraît plus fréquente chez la femme que chez l'homme; cette notion ressort assez clairement de la plupart des statistiques rapportées. Toutefois quelques auteurs sont d'un avis contraire, Seifert, par exemple, qui sur 106 cas compte 58 hommes et 48 femmes.

S'il m'était permis de donner mon opinion sur ce point, je dirais que l'hypertrophie considérée comme lésion est aussi fréquente chez l'homme que chez la femme; mais que la réaction névropathique, plus fréquente chez la femme, appelle plus souvent le praticien à constater chez elle la lésion.

En dépouillant les observations publiées, j'ai pu me convaincre aussi que beaucoup de paresthésies de la base de la langue chez la femme, à la ménopause, coïncidant avec une hypertrophie très légère et parfois nulle de l'amygdale linguale, étaient classées à tort parmi les cas d'hypertrophie proprement dites.

Les partisans de la plus grande fréquence de l'affection chez la femme auraient donc raison sur le terrain clinique, les défenseurs de l'opinion adverse sur le terrain anatomo-pathologique.

Mon interprétation a l'avantage de mettre tout le monde d'accord.

Signes physiques. — L'examen avec le miroir laryngien permet de constater en cas d'hypertrophie plusieurs aspects de la base de la langue pouvant être ramenés à trois types : hypertrophie disséminée, hypertrophie massive, hypertrophie en nappe.

Hypertrophie disséminée. — La forme la plus simple et la plus fréquente est l'hypertrophie isolée de quelques follicules parsemés çà et là sur la base de la langue. Ces follicules, réduits normalement aux proportions d'une lentille, peuvent acquérir les dimensions d'un gros pois, quelquefois d'un noyau de cerise; leur couleur varie du rose jaunâtre au rouge intense, au rouge vif en cas d'inflammation. L'orifice cryptique est quelquefois marqué par une coloration plus sombre ou par un bouchon d'exsudat blanchâtre.

La plupart des follicules sont dispersés, surtout sur les côtés de la base de la langue; quelquefois on peut cependant en voir quelques-uns sur la ligne médiane.

Entre les follicules et sur une étendue variable, la muqueuse est lisse, grisâtre, laissant voir par transparence les veines bleuâtres de la base de la langue qui rampent dans les rigoles et qui vont en divergeant du ligament glosso-épiglottique médian au V lingual.

Hypertrophie massive. — Il est une deuxième forme, forme massive (Sallard), dans laquelle les follicules s'agglomèrent par groupes pour former de petites tumeurs, le plus souvent peu élevées, de la dimension d'une petite amande, plus rarement constituant une petite masse surélevée, sessile, framboisée, du volume d'une noisette.

La répartition de ces agglomérations sur la base de la langue peut être très variable.

Généralement on aperçoit deux masses latérales en avant des fossettes épiglottiques, extrêmement épaisses, mamelonnées sur le bord même de ces fossettes, allant s'amincissant d'arrière en avant et de dehors en dedans.

Quand l'hypertrophie est considérable, les fossettes glosso-épiglottiques sont comblées par la tumeur qui peut aussi s'élever au-dessus du rebord de l'épiglotte et s'étendre jusqu'aux gouttières latérales du pharynx.

Les deux collines ainsi formées sont séparées sur la ligne médiane par une vallée allant du foramen cœcum au ligament glosso-épiglottique médian, dans laquelle courent les veines médianes de la base, ce qui a fait dire à Brady qu'il existe non pas une mais deux amygdales linguales.

Quelquefois, au lieu des deux masses latérales, l'hypertrophie est localisée, au contraire, sur la ligne médiane, formant une tumeur sessile isolée, au-devant de l'épiglotte, alors que les parties latérales ne sont nullement hypertrophiées.

Hypertrophie en nappe. — Enfin, on observe parfois l'amygdale hypertrophiée, sous forme d'une nappe ininterrompue, mamelonnée, qui enchatonne l'épiglotte au point de dépasser son bord libre.

Dans ce cas on n'aperçoit plus les veines superficielles qui rampent au-dessous de la nappe adénoïde. Ricci signale même la disparition des veines comme un signe permettant d'apprécier le degré de l'hypertrophie.

Lorsque l'examen est pratiqué au moment d'une poussée aiguë ou subaiguë, la muqueuse est d'un rouge plus vif; les intervalles et les rigoles qui séparent les follicules enflammés sont couverts d'exsudat muco-purulent blanchâtre ou jaune verdâtre.

Le degré de l'hypertrophie est facile à évaluer quand la

lésion est circonscrite, mais lorsqu'on a affaire à une hypertrophie généralisée, il faudra, pour apprécier le développement, se baser sur la réplétion plus ou moins complète des fossettes épiglottiques qui, à l'état normal, doivent être découvertes; une amygdale linguale normale ne doit jamais affleurer le bord libre de l'épiglotte.

L'enchatonnement de l'épiglotte est toujours un signe d'hypertrophie notable de l'amygdale linguale. Si l'on observe le malade pendant un état catarrhal aigu ou subaigu de la gorge, il faudra réserver son diagnostic jusqu'à disparition de ce dernier.

Signes fonctionnels. — Suivant les symptômes par lesquels se manifeste l'affection, on peut lui reconnaître trois formes cliniques : une forme latente, une forme normale, une forme fruste.

1° Forme latente. — On peut constater quelquefois un état hypertrophique manifeste de l'amygdale linguale, sans que le sujet en ait été averti par le moindre signe fonctionnel; il existe donc une forme latente de l'hypertrophie de la quatrième amygdale.

C'est souvent à l'occasion d'un examen de la gorge, nécessité par une affection laryngée sans rapport nécessaire avec elle, que l'hypertrophie est découverte; il m'est arrivé, dans ce cas, de ne relever aucun symptôme subjectif chez le malade atteint de cette lésion. Et je ne crois pas que beaucoup de collègues puissent me contredire sur ce point.

2° Forme normale. — Dans la forme classique de cette affection, celle, en somme, qui est la plus banale et que nous appellerons forme normale, les signes subjectifs, au contraire, sont bien caractérisés.

Sensation de corps étranger. Ténesme pharyngé. Le plus constant de ces signes est la sensation de corps étranger arrêté dans la gorge; les malades localisent la sensation en un point qu'ils désignent extérieurement en marquant avec l'index la grande corne de l'os hyoïde, généralement plus prononcée d'un seul côté.

Cette sensation revêt toutes les modalités : c'est tantôt une boule, un cheveu, un fil, une membrane, tantôt un aliment, une miette de pain, un petit os, une arête de poisson; la plupart des malades emploient ces termes pour donner une idée de la sensation qu'ils éprouvent sans croire à la présence du corps étranger; cependant, chez quelques-uns plus névropathes, l'illusion est parfois complète.

Généralement, mais pas constamment, cette sensation est moins forte pendant la déglutition des aliments solides, ne se manifestant que pendant celle des liquides et surtout pendant la déglutition de la salive.

Les malades accusent, en outre, le besoin incessant d'avaler à vide, ce qui justifie l'expression de *ténesme pharyngé* donnée par Lennox-Browne à ce symptôme.

La raison de cette sensation organique peut s'expliquer par l'irritation des filets du glosso-pharyngien qui innerve la base de la langue et qui a précisément pour rôle de présider à la déglutition et de commander cette fonction.

Guinier a montré, en effet, que les fossettes glosso-épiglottiques constituaient un vrai « palier d'attente » pour le bol alimentaire pendant le premier temps de la déglutition.

C'est lorsque ces fossettes sont remplies par le bol alimentaire que le besoin de déglutir se fait sentir et que le second temps de la déglutition s'exécute.

Quoi d'étonnant, par conséquent, à ce que le même besoin se manifeste lorsque la réplétion des fossettes est due, non plus au bol alimentaire, mais à l'amygdale linguale hypertrophiée qui usurpe sa place? Aussi, le malade fait-il des efforts incessants et toujours vains pour dégager les fossettes glosso-épiglottiques du pseudo-bol alimentaire qu'elles contiennent.

Douleur. — Bien des malades n'accusent pas seulement la sensation de corps étranger, mais aussi une véritable douleur répondant toujours extérieurement à l'os hyoïde, exagérée par la pression, toutefois supportable et bien moins intense que celle observée dans l'amygdalite linguale aiguë.

Toux. — Si la toux n'est pas une particularité séméiotique de l'hypertrophie de l'amygdale linguale, nous pouvons affirmer néanmoins qu'elle constitue un symptôme des plus importants (Didsbury).

Il s'agit bien ici de cette toux pharyngée, décrite depuis quelques années et qui a des caractères spéciaux : elle est petite, sèche, quinteuse, convulsive, opiniâtre.

Les malades sentent très bien que l'irritation qui la fait éclater n'a pas son siège dans les voies respiratoires, mais plutôt dans la gorge.

Pour Gleitsmann et Hamilton, cette toux serait due à l'irritation de l'épiglotte qui, constamment frôlée par l'amygdale hypertrophiée, participerait elle aussi à l'inflammation.

Rice et Didsbury l'attribuent à l'excitation directe des filets laryngés et pharyngés du nerf laryngé supérieur par la lésion amygdalienne.

Dans les deux interprétations, c'est bien toujours par l'intermédiaire du laryngé supérieur que se produirait le phénomène.

État nauséeux. — Nous avons déjà vu le glosso-pharyngien en cause dans le ténesme pharyngé : l'exaspération de ce nerf, sans cesse excité et fatigué de ne pouvoir provoquer l'acte physiologique qui doit répondre normalement à ses appels, se traduit parfois par un phénomène inverse, la nausée.

L'état nauséeux n'est pas rare dans l'hypertrophie de l'amygdale linguale ; il a ceci de particulier, qu'il se produit presque spontanément à l'occasion d'une tentative infructueuse de déglutition à vide.

Hemmage. — Lorsque l'affection s'accompagne d'une hypersécrétion assez considérable des glandules de la muqueuse, le malade, pour se débarrasser des exsudats qui s'accumulent dans les fossettes glosso-épiglottiques, «racle» de la gorge. Ce raclement, analogue au hemmage naso-pharyngien, mériterait ici le nom de «hemmage glosso-pharyngien»; il se distingue du hemmage naso-pharyngien par une tonalité beaucoup plus basse et par un timbre spécial qui le rapproche de l'éructation. Il serait intéressant d'étudier son mécanisme qui résulte d'actes musculaires spéciaux, mais nous ne saurions ici nous engager dans cette question.

Troubles de la phonation. — Beaucoup de malades semblent peu affectés de ce côté; mais, chez les orateurs, et surtout chez les chanteurs, on constate souvent des troubles très manifestes.

C'est dans la voix chantée principalement que ces troubles méritent d'attirer notre attention.

L'hypertrophie de l'amygdale linguale, s'il faut en croire Curtis, Seifert, B. Frænkel, et Schech (de Munich), entrave les mouvements de l'épiglotte, et spécialement son soulèvement et son abaissement, et, par suite, la formation des tons de la voix de tête.

Dans le registre de tête, en effet, l'épiglotte se renverse de plus en plus sur la base de la langue à mesure que la voix monte.

On peut donc comprendre qu'une hypertrophie considérable, surtout quand elle enchatonne l'épiglotte, puisse entraver ce mécanisme.

On a d'ailleurs observé ces troubles plus particulièrement chez les ténors et les soprani, ce qui viendrait à l'appui de la théorie précédente.

Cependant, en dehors des troubles de la voix chantée produits par ce mécanisme, une place doit être réservée aux enrouements qui surviennent chez les orateurs après de longs efforts de parole et qui paraissent relever d'une congestion laryngée sous la dépendance directe de l'hypertrophie de l'amygdale linguale.

Formes frustes. Troubles réflexes. — Nous venons de décrire les symptômes habituels de l'hypertrophie de la quatrième amygdale; ces symptômes les plus constants peuvent être considérés comme les signes réguliers de la maladie dont le groupement constitue la forme normale de l'affection.

A côté d'eux une place doit être consacrée à un groupe de phénomènes plus rares, mais plus intéressants que les précédents, je veux parler des troubles réflexes, troubles qui sont manifestement liés à la lésion amygdalienne puisqu'ils disparaissent généralement par le traitement de la lésion locale. Un de ces troubles peut exister seul à l'exclusion de tout autre signe; devant sa manifestation on peut donc, et le fait arrive encore tous les jours, ne pas songer à le rapporter à une affection de l'amygdale linguale. Il existe donc des formes frustes de la maladie.

Les *névralgies à distance* constituent parmi eux les phénomènes nerveux les plus communs; il n'est pas rare, en effet, de voir les sujets atteints d'hypertrophie de l'amygdale linguale accuser des douleurs à localisation étrange, en l'absence de toute lésion des régions où elles se manifestent.

Les malades, en effet, accusent des points douloureux, non plus dans la région cervicale, au niveau de l'os hyoïde, siège du mal, mais aussi au niveau de la fourchette sternale, derrière le sternum lui-même, au creux épigastrique, à l'épaule, dans l'espace inter-scapulaire et dans d'autres régions.

L'*asthme bronchique* vrai a été signalé comme complication possible par Heymann et Seifert.

L'*ictus laryngé* a été observé par Cartaz.

L'*œsophagisme* relevé par Joal dans deux observations fort intéressantes d'hypertrophie de l'amygdale linguale serait dû, d'après cet auteur, à cette lésion, dans un grand nombre de cas.

Des *crises syncopales*, à forme grave, rapportées par Chauveau, se produisaient chez une dame dès que l'amygdale linguale hypertrophiée subissait la moindre excitation, par exemple, au commencement du repas, à l'occasion de la première déglutition, ce qui fit penser d'ailleurs à examiner la gorge, dont la malade ne se plaignait pas.

Des *phénomènes convulsifs* ont été enfin observés dans un autre cas et dans des conditions analogues par le même auteur. Chez un homme de cinquante ans, se produisaient des crises spasmodiques dans tout le côté du corps et dans la face : ces phénomènes, rappelant des accès jacksoniens, se répétaient jusqu'à dix fois dans une heure ; un simple mouvement de déglutition ou bien l'excitation de la base de la langue avec le stylet pouvaient suffire à les provoquer. La cautérisation de l'amygdale linguale amena la cessation complète des accès.

La plupart des auteurs qui ont écrit sur la pathologie de l'amygdale linguale n'hésitent pas à classer ces manifestations nerveuses parmi les symptômes de l'hypertrophie de cet organe. Nous avons cru pouvoir en faire une classe distincte des signes réguliers de la maladie, les considérant plutôt comme des épisodes accidentels appelant l'attention sur une lésion de l'amygdale linguale, latente jusque-là. Un symptôme, à notre avis, est une manifestation directement liée à la lésion anatomique ou au trouble dynamique qui constitue le substratum d'une maladie, et a pour condition expresse d'être provoqué de toute pièce par la lésion elle-même sur un sujet vierge de toute tare diathésique. Est-ce le cas pour les troubles réflexes? Évidemment non. Ces troubles, en effet, semblent plutôt exprimer la réaction accidentelle d'une lésion banale sur un terrain névropathique. Pour employer une expression depuis longtemps consacrée, nous pouvons dire : la lésion de l'amygdale linguale est un agent provocateur qui sonne le réveil de la névrose.

Les partisans les plus convaincus des névroses réflexes

nous fournissent eux-mêmes des arguments : M. Joal, dans ses deux observations d'œsophagisme dû à l'hypertrophie de l'amygdale linguale, signale que le premier malade était un névropathe accompli et que la seconde malade était nerveuse.

Voici, d'ailleurs, les arguments sur lesquels on peut étayer la doctrine que je défends.

1° Ces phénomènes réflexes sont contingents ; j'ajouterai qu'ils sont rares eu égard à l'excessive fréquence de l'hypertrophie de l'amygdale linguale qui, en fait de lésion gutturale, est tout ce que l'on peut voir de plus banal.

2° Il n'y a pas parallélisme entre le degré de l'hypertrophie et l'intensité de la réaction névropathique. C'est l'opinion de Ruault et de Cl. Chauveau ; c'est aussi celle que m'a exprimée récemment M. Lermoyez.

D'une part, on observe, en effet, des hypertrophies énormes qui n'ont jamais entraîné le moindre réflexe (forme latente) ; d'autre part, on constate des manifestations nerveuses très bruyantes, comme dans le cas de tics convulsifs relaté par Cl. Chauveau, chez des sujets dont l'amygdale linguale n'a qu'un faible développement, peut-être même normal.

3° L'hypertrophie de l'amygdale linguale n'a pas seule le privilège de les faire éclore, puisqu'on les a observés au cours des affections de la pituitaire, des végétations adénoïdes et des lésions des amygdales palatines.

4° La cautérisation de l'amygdale linguale n'est pas fatalement suivie de leur disparition ; j'aurais des insuccès personnels à invoquer.

5° Enfin, dans beaucoup d'observations, on signale chez le sujet une tare nerveuse.

Le moment est venu de discuter sur la nature de la névrose à invoquer dans ces manifestations nerveuses. Puisque nous refusons de reconnaître dans ces troubles nerveux une entité morbide spéciale, au moins devons-nous les rattacher à titre de symptômes épisodiques à une espèce nosographique décrite en neurologie. Le choix n'est pas grand, il faut nécessairement les classer dans l'hystérie ou la neurasthénie.

Hystérie. — Je crois que, dans beaucoup de cas, l'hystérie est à invoquer. Les crises syncopales observées par Cl. Chauveau offrent tous les caractères des attaques hystériques syncopales décrites par Pitres. Il y a des formes larvées de l'hystérie qui peuvent rester latentes pendant de longues années et ne se manifester incidemment que par des accidents peu bruyants, souvent éphémères et qui constituent le petit mal hystérique; l'absence de stigmates et en particulier de l'hémianesthésie sensitivo-sensorielle n'exclut pas nécessairement cette névrose; l'hystérie a ses formes anomales qui revêtent toutes les modalités.

Il est enfin de ces malades chez lesquels on observe, au début de la crise nerveuse, la sensation de la boule hystérique, sensation qu'il serait ridicule de rapporter à la lésion locale, souvent si peu marquée. Chez la malade de Chauveau, la base de la langue, dont la moindre excitation (passage du bol alimentaire, contact du stylet) provoquait une crise, n'était, à vrai dire, qu'un *point hystérogène* entretenu par la lésion locale.

Ce que nous disons des crises syncopales peut s'appliquer à l'ictus laryngé, à l'œsophagisme, à l'asthme, aux accès convulsifs.

Neurasthénie. — Chez d'autres sujets, au contraire, le trouble nerveux paraît plutôt relever de la neurasthénie. J'entends ici par neurasthénie la névrose bien définie de Beard, et non ce faisceau incohérent et confus où les spécialistes trop étrangers à la neurologie entassent pêle-mêle et sans discernement tous les troubles névropathiques.

Ce sont surtout les névralgies à distance, telles que les douleurs rétro-sternales, épigastrique, inter-scapulaire, etc., qui m'ont paru devoir être rattachées à cette névrose. L'œsophagisme également, dans un cas que j'ai observé récemment, paraissait relever de la neurasthénie. Le malade accusait des douleurs variées dont il donnait volontiers d'interminables descriptions, qui seules étaient suffisantes pour le classer parmi les neurasthéniques.

Marche, complications et pronostic. — La marche est lente; elle peut durer des années; elle est entrecoupée généralement de poussées paroxystiques. L'affection ne retrocède guère sans traitement; elle expose à des complications aiguës, telles que la périamygdalite phlegmoneuse.

Joal a observé deux fois des hémorragies simulant des hémoptysies tuberculeuses.

En cas de troubles mécaniques simples, le pronostic est favorable; la réduction par le galvanocautère ou l'ablation ont facilement raison du mal.

En cas de phénomènes réflexes, le pronostic doit être réservé. Il me paraît téméraire d'assurer la guérison complète à un malade par un traitement local, surtout quand on a affaire à un névropathe bien caractérisé; on pourrait s'exposer à quelque mécompte; c'est l'opinion de Botey.

En ce qui concerne les troubles de la voix chez les chanteurs, je conseille la même réserve; j'ai vu des artistes dont l'amygdale linguale avait été maintes fois cautérisée et qui n'ont pas retrouvé leur voix, dont la perte était plutôt due à une mauvaise éducation vocale ou à une impéritie artistique dont ils n'avaient pas conscience.

Diagnostic.— En présence des symptômes que nous avons décrits, l'examen laryngoscopique s'imposera et permettra de faire un diagnostic.

Nous avons suffisamment insisté sur les signes laryngoscopiques, nous n'y reviendrons pas; qu'il nous soit seulement permis de rappeler que le diagnostic devra porter:

1° Sur l'appréciation du degré de l'hypertrophie;

2° Sur le rapport qui existe entre cette hypertrophie et les troubles nerveux, en particulier les troubles réflexes;

3° Sur la relation qui peut exister entre l'hypertrophie et les troubles vocaux chez les chanteurs.

Le diagnostic différentiel avec la paresthésie pharyngée *sine materia* sera de la plus haute importance; de lui découlent, en effet, le pronostic et le traitement; nous n'insisterons pas sur ce dernier, qui sera étudié dans un autre chapitre; en décrivant la paresthésie, la glossodynie de la base et les lésions diverses de l'amygdale linguale, nous aurons soin de mettre en relief les caractères qui différencient ces affections de l'hypertrophie de l'amygdale linguale.

ATROPHIE DE L'AMYGDALE LINGUALE

Nous avons suffisamment insisté sur la régression physiologique de l'amygdale linguale pour n'avoir pas à revenir sur ce sujet, mais c'est ici le lieu de rappeler qu'il n'est pas nécessaire de faire intervenir un processus pathologique pour expliquer l'atrophie de cet organe chez l'adulte. Lewin et Heller ont, en effet, avancé que la disparition de la tonsille linguale était un symptôme tardif de syphilis et ont fait de l'atrophie un stigmate de cette maladie. Ricci (de Trévise), dans un travail récent, se montre partisan de cette opinion; il va même jusqu'à autoriser le diagnostic rétrospectif de syphilis sur la seule constatation de ce signe en l'absence de tout autre.

Mais Seifert avait déjà combattu cette opinion; Michael (de Hambourg) avoue qu'il a maintes fois constaté l'atrophie en dehors de toute tare syphilitique. Nous nous rangeons à l'opinion de ces derniers auteurs.

Depuis le jour où la pathologie de l'amygdale linguale a été mise à l'ordre du jour de ce Congrès, je me suis attaché, avec un soin particulier, à examiner systématiquement la base de la langue de tous mes malades, soit à l'hôpital, soit dans ma clientèle, et j'ai pu me convaincre que l'aplasie de l'amygdale linguale chez l'adulte, loin d'être une lésion pathologique, constituait, au contraire, un état normal, au même titre que l'aplasie de l'amygdale pharyngée.

Je ne parle pas, bien entendu, de l'atrophie cicatricielle consécutive aux lésions tertiaires de la base de la langue, aboutissant à des sténoses pharyngées, et qui a des caractères objectifs sur lesquels personne ne se trompera.

AMYGDALITE LACUNAIRE

L'amygdalite lacunaire des follicules de la base de la langue, caractérisée par la formation de bouchons caséeux dans les cryptes, n'a guère suscité de travaux. Marion fut un des premiers à rapporter dans sa thèse un cas très typique observé par Helme et qui nécessita la discision.

J'ai eu l'occasion d'observer plusieurs faits de ce genre.

Il faudra toujours penser à bien explorer l'amygdale linguale toutes les fois qu'on aura affaire à un sujet qui se plaint de rendre de temps en temps de petits grains caséeux fétides et chez lequel l'exploration des amygdales palatines aura été négative.

Enfin, il faudra ne jamais négliger l'exploration de l'amygdale linguale dans tous les cas d'amygdalite palatine lacunaire.

VARICES DE LA BASE DE LA LANGUE

Il serait difficile de séparer l'étude des varices de la base de la langue de celle de l'amygdale linguale. Cette lésion, en effet, complique souvent l'hypertrophie de l'amygdale linguale. Étudiée par Manon dans sa thèse sur les varices de la langue, cette affection est connue depuis longtemps.

Manon admet non seulement des varices superficielles de la base, mais aussi des varices profondes. Nous ne pouvons entrer ici dans une description détaillée.

Nous nous contenterons de rappeler, d'après une intéressante figure de Luschka, que, sous la muqueuse de la base de la langue, on voit ramper chez l'adulte trois groupes de veines : un groupe médian, formé de quatre ou cinq troncs qui descendent en faisceau plus ou moins serré du V lingual vers le ligament glosso-épiglottique médian, et deux groupes latéraux qui côtoient les bords de la base de la langue. Les trois groupes se jettent dans une anastomose qui s'étend transversalement de droite à gauche, en avant des fossettes glosso-épiglottiques. Aux angles postérieurs de la base de la langue, ces troncs se collectent pour parvenir, par des voies plus ou moins indirectes, à la jugulaire interne. Les deux moitiés symétriques de l'amygdale linguale sont donc entourées d'un lacis veineux.

Ces veines sont le siège de varices qui s'observent souvent chez l'adulte, formant des cordons cylindroïdes ou ampullaires, bosselés, bleuâtres, violacés ou noirs, se présentant chez le vieillard sous forme d'amas étoilés ou comme de petits paquets pelotonnés, entrelacés, ayant pu exceptionnellement atteindre le volume d'un œuf et faire croire à un angiome.

Il existe plus profondément des branches veineuses, siège de varices profondes. Nous signalerons comme des plus intéressantes celle qui, d'après Foucher, accompagne le nerf lingual; mais nous reviendrons sur ce point, en étudiant les névralgies de la base de la langue.

Cette affection donne lieu à des troubles analogues à ceux de l'hypertrophie de l'amygdale linguale : paresthésie pharyngée, sensation de corps étranger et névralgie, et aussi à des hémorragies simulant des hémoptysies et jetant dans l'épouvante les malades qui se croient atteints de tuberculose pulmonaire.

NÉVROSES DE LA BASE DE LA LANGUE

Sous ce titre, nous consacrerons un chapitre à des troubles nerveux localisés à la base de la langue en dehors de toute hypertrophie de l'amygdale linguale. Dans ces névroses, encore bien mal connues, on peut faire rentrer :

La *paresthésie sine materia,* avec laquelle Ruault demande de ne pas confondre l'hypertrophie de l'amygdale linguale;

Les *paresthésies pharyngiennes d'origine réflexe,* dont Boulay a rapporté deux cas intéressants;

Les *névroses sensorielles de la gorge* à la période de la ménopause, dont Semon a publié une étude;

Certaines formes de *glossodynies localisées à la base de la langue.*

Cette affection est caractérisée cliniquement par des symptômes subjectifs rappelant les signes de l'hypertrophie de l'amygdale linguale; mais on ne retrouve pas ici les troubles réflexes observés dans cette maladie.

Quand, au cours de cette affection, il se produit quelque trouble nerveux dans une région éloignée, et en général il ne s'agit que de névralgies pures, c'est pour alterner avec la névrose de la base de la langue.

Les signes fondamentaux de cette névrose sont la paresthésie et la glossodynie. Ces deux symptômes peuvent exister séparément ou être associés; de là, trois variétés cliniques :

a) La *paresthésie;*

b) La *glossodynie;*

c) La *paresthésie* et la *glossodynie associées.*

Dans tous les cas, on constate un état psychique spécial.

PARESTHÉSIE. — La paresthésie est faite de troubles extrêmement variés, que le malade localise à la base de la langue. Nous pouvons retrouver ici des sensations gutturales analogues à celles éprouvées par les malades atteints d'hypertrophie de l'amygdale linguale. Le malade accuse la sensation de corps étranger accompagnée de ténesme pharyngé. Mais généralement cette sensation a quelque chose de spécial; elle revêt une couleur névropathique qui permet de la reconnaître; tantôt c'est une boule qui monte de l'estomac et s'arrête à la gorge; tantôt c'est un sentiment spontané de strangulation; parfois, au contraire, c'est la sensation de sable, de gravier, d'écheveau de fil arrêté dans la gorge; quelquefois enfin la paresthésie peut se traduire par de véritables illusions gustatives, par exemple, l'impression du grain de poivre, d'un acide ou d'un corps très amer.

Ces perversions sensorielles ont ceci de spécial qu'elles se manifestent par crises, tandis que les troubles dysphagiques de l'hypertrophie de l'amygdale linguale sont généralement continus.

Glossodynie. — La glossodynie se traduit par une douleur d'intensité variable occupant la région de l'amygdale linguale, la plupart du temps limitée à un côté, mais passant facilement de droite à gauche. La douleur est généralement profonde, se produisant par paroxysmes qui peuvent durer plusieurs heures; le malade éprouve alors des élancements, des coups d'aiguille, des brûlures, superposées quelquefois à une douleur contusive continue. Il peut y avoir irradiation jusque sur la moitié postérieure du bord latéral de la langue. A ce niveau les papilles sont souvent le siège d'une véritable hyperesthésie. Le maximum de la douleur semble siéger sur l'attache du pilier antérieur à la base de la langue.

Les phénomènes douloureux s'accentuent quand les malades ont beaucoup parlé. Les crises se reproduisent à intervalles irréguliers, séparés par des rémissions plus ou moins complètes qui peuvent durer plusieurs jours, un ou plusieurs mois.

État psychique. Obsession gutturale. Cancrophobie. — Ces phénomènes préoccupent fort les malades, aussi sont-ils souvent accompagnés d'un état psychique spécial. Cette préoccupation est bien rationnelle et par conséquent excusable chez des personnes étrangères aux choses de la médecine. Dans ce cas, il suffit bien souvent de rassurer le malade pour ramener le calme dans son esprit. Mais sur un terrain névropathique, l'inquiétude devient une véritable obsession gutturale. On voit des femmes atteintes de cette affection en proie à une véritable angoisse, car la plupart se croient menacées d'une affection cancéreuse, surtout quand elles ont eu l'occasion de voir une affection de ce genre dans leur entourage. La cancrophobie est parfois si intense que la dépression mentale peut aller jusqu'à l'hypocondrie et jusqu'à la mélancolie anxieuse.

Cette affection peut s'observer dans les deux sexes, mais elle est manifestement plus fréquente chez la femme, surtout entre quarante et cinquante-cinq ans. Semon décrit l'affection comme essentiellement liée à la ménopause. On peut toutefois la constater sur des sujets plus jeunes ; mais, dans ce cas, la symptomatologie semble bornée à la paresthésie seule sans névralgie, comme dans les deux observations de Boulay.

Diagnostic. — Le diagnostic s'établit par la constatation des signes que nous venons de signaler, coïncidant avec l'absence complète de lésion locale sur la base de la langue, sauf toutefois la présence de quelque varice, décelée par le miroir laryngien. Il ne faudra pas oublier cependant qu'une névralgie pourrait être le prélude d'une affection cancéreuse réelle évoluant insidieusement dans la profondeur de l'organe ou encore d'une affection telle que la paralysie générale ou le tabes.

Marche. Pronostic. — La marche n'a rien de réglé, sauf dans la ménopause.

Le pronostic est variable suivant la forme clinique : il est très favorable dans les cas où la paresthésie est d'origine réflexe, et cède, comme dans les deux observations de Boulay, à l'ablation de végétations adénoïdes ; il est moins favorable dans les névroses de la ménopause où il peut durer deux ou trois ans ; dans cette forme toutefois, la maladie cesse avec les troubles physiologiques généraux.

Il est plus grave chez les neurasthéniques ; cependant, le mal peut guérir par un traitement approprié, tout en restant sujet aux récidives.

Enfin, il est beaucoup plus grave chez les dégénérés héréditaires.

Étiologie. — Nous avons groupé sous le titre commun de névroses de la base de la langue des affections bien diverses par leurs causes, mais c'est là un chapitre d'attente dont l'imperfection trouvera son excuse dans l'insuffisance où nous nous trouvions de documents cliniques suffisants pour servir de base à une description plus scientifique. Dans l'étude des causes des névroses sensorielles de la base de la langue, il y a lieu de distinguer :

La *paresthésie* qui, chez des sujets jeunes, peut :

1° Être de cause réflexe, comme le prouvent les deux cas de Boulay, qui ont cédé l'un et l'autre à l'ablation de végétations adénoïdes ;

2° Relever de l'hystérie ;

3° Être, chez des dégénérés héréditaires, fonction de psychose et se rapprocher, dans ces cas, des anomalies sensorielles, illusions ou hallucinations de la sensibilité générale et du sens du goût, en particulier dans le délire de persécution, dans la mélancolie, dans l'épilepsie et l'alcoolisme.

La *glossodynie*, à notre avis, peut avoir deux origines :

1° Elle peut n'être qu'une simple névralgie, symptôme de neurasthénie, et constituer ainsi une localisation spéciale de cette forme de névrose décrite par P. Bloch, en 1891, sous le nom de *topoalgie;*

2° Elle peut être due à une névrite. Nous nous arrêterons un instant sur ce point peu étudié jusqu'à ce jour.

Je ne crois pas, en effet, qu'il soit rationnel d'attribuer toutes les névralgies de la langue à un simple trouble dynamique. Luys a constaté la névralgie linguale comme symptôme initial du tabes et de la paralysie générale; moi-même je me rappelle l'avoir observée chez des paralytiques généraux, pendant mon internat à Sainte-Anne, en 1893. Or, nous savons que, dans ces affections, les symptômes douloureux sont dus à des névrites périphériques; mais dans la plupart des glossodynies de la base que nous avons eu l'occasion d'observer, il ne saurait être question de ces affections; il faut chercher ailleurs les causes de ces glossodynies.

Piotrowski a incriminé les varices superficielles de la base de la langue qu'il a observées quatre fois sur huit cas de glossodynie. Pour ma part, je ne crois pas qu'il soit permis d'attribuer la douleur dans tous les cas à la présence des varices superficielles, mais j'incriminerais plus volontiers les varices profondes.

Bien des névralgies, autrefois inexplicables, sont rapportées aujourd'hui aux troubles circulatoires des veines satellites des nerfs et à la névrite consécutive; Quénu a ainsi expliqué certaines névralgies. Le tronc du nerf lingual, siège évident de la glossodynie, est en effet accompagné par une veine satellite d'après Foucher, et même par deux d'après Zücker-kandl. Cette notion anatomique légitime bien notre hypothèse.

S'il est vrai que, dans tous les cas de glossodynie de la base, il n'existe pas de varices superficielles décelant l'existence de varices profondes, nous pouvons affirmer que les varices profondes précèdent généralement les varices superficielles. D'après Verneuil, en effet, les varices superficielles ne font leur apparition que lorsque les varices profondes ont déjà acquis un certain développement. Cette loi souffre des exceptions ; mais, pour interpréter des exceptions, il n'est pas nécessaire qu'une loi soit absolue.

SYPHILIS

La syphilis, à toutes ses phases, a été observée sur l'amygdale linguale.

Chancre. — Je n'ai pu relever dans la bibliographie qu'un seul cas d'accident primitif observé par Schiffers ; mais, si le cas est unique, il est suffisamment caractéristique pour nous autoriser à admettre sans contestation cette localisation. Il s'agissait d'un jeune homme de vingt-sept ans qui se plaignait de vives douleurs à la déglutition, sans lésion apparente de l'isthme du gosier ; le miroir laryngien fit découvrir sur la partie gauche de la base de la langue une tumeur irrégulière, grisâtre, présentant une ulcération de 5 à 6 millimètres de diamètre. Il existait, en outre, sous la mâchoire et au-dessous du sterno-mastoïdien, un gros ganglion indolent qui avait apparu en même temps que la dysphagie ; quinze jours après se développait, sur les membres et sur le tronc, une roséole qui levait tous les doutes.

Je crois inutile d'insister sur la portée clinique de cette observation, qui nous montre une infection syphilitique dont la portée d'entrée passait inaperçue sans l'intervention du miroir laryngien.

Accidents secondaires. — La syphilis secondaire se traduit sur l'amygdale linguale, non seulement par des plaques muqueuses déjà signalées par H. Zeissl (1877) et par Jullien (1886), mais aussi par une hypertrophie spécifique. Cette hypertrophie, analogue à celle bien connue des amygdales palatines, déjà indiquée par Lancereaux dans son traité

(1866), par Jullien (1886), par Bäumler, Breda (1887), Campana (1889), par Krieg, Newcomb, fut de nouveau étudiée en France par Labit en 1891. A la même époque, Moure et Raulin publient une étude complète des accidents secondaires de l'amygdale linguale. Enfin, récemment, Ricci (de Trévise) est venu apporter une nouvelle contribution à cette question par une étude fort intéressante.

Moure et Raulin insistent presque exclusivement sur l'hypertrophie spécifique dont ils décrivent deux formes :

1° *L'amygdalite préépiglottique secondaire folliculaire ;*

2° *L'amygdalite préépiglottique secondaire folliculo-interstitielle.*

Dans la première, le follicule lymphoïde est seul en cause.

Dans la deuxième, la couche interstitielle sous-muqueuse est aussi compromise.

La folliculite proprement dite peut se présenter au point de vue clinique sous deux aspects différents. Tantôt les follicules atteints, groupés sur la ligne médiane, forment une petite tumeur qui vient affleurer l'épiglotte et donner la sensation de corps étranger ; tantôt, au contraire, les follicules tuméfiés siègent latéralement et provoquent plutôt de la douleur à la déglutition, surtout pendant la déglutition à vide et la déglutition des liquides.

Michael (de Hambourg) a vu l'hypertrophie assez considérable pour rabattre l'épiglotte et provoquer une sorte de cornage.

Dans tous les cas, on peut affirmer que les troubles dysphagiques constituent à eux seuls toute la symptomatologie de l'affection.

Depuis Ambroise Paré, la dysphagie a été considérée comme un des signes constants de la syphilis secondaire. Il est certain que les amygdales palatines ont leur part dans ce symptôme, mais nous croyons avec Augagneur que la plus large doit être accordée à l'amygdale linguale. A la clinique de dermato-syphiligraphie de la Faculté de Toulouse, où nous examinons systématiquement tous les syphilitiques au miroir, j'ai pu me convaincre que les altérations syphilitiques secondaires de l'amygdale linguale étaient aussi banales que celles de l'amygdale palatine.

Les examens avec le miroir laryngien montrent une hypertrophie mamelonnée; la surface peut être divisée par des rigoles assez profondes; certains follicules forment parfois de véritables condylomes; la muqueuse a une couleur violacée, grisâtre; sur certains points on peut apercevoir des plaques érosives, quelquefois ulcérées; on a, enfin, observé de véritables rhagades à bords ravinés, souvent longues à guérir.

La surface muqueuse se modifie rapidement par le traitement, mais l'hypertrophie se réduit lentement, et peut souvent persister longtemps après la guérison des autres accidents secondaires.

Gommes. — La gomme s'observe sur l'amygdale linguale. Moure et Raulin signalent un cas d'invasion de l'amygdale linguale par une gomme ayant débuté par l'amygdale palatine. Des faits analogues d'infiltration gommeuse secondaire à une gomme des régions voisines n'ont rien de rare. Martellière en rapporte plusieurs cas. Mais ce qui nous intéresse, ce sont surtout les gommes primitives de la région de l'amygdale linguale. Elles peuvent être profondes ou superficielles : nous fixerons notre attention sur ces dernières seulement, car les premières se rattachent plutôt à la pathologie de la langue qu'à celle de l'amygdale linguale proprement dite.

Michael (de Hambourg), dans son article sur la pathologie de l'amygdale linguale (traité de P. Heymann), donne une figure fort intéressante reproduisant un cas de gomme de l'amygdale linguale. Le centre de la surface de la tumeur qui se trouve sur la ligne médiane, juste en avant de l'épiglotte, présente une ulcération aux bords découpés; le cas était compliqué d'œdème de la glotte.

J'ai, pour ma part, relevé deux observations de gomme primitive de l'amygdale linguale : l'une sur le côté droit de la base, chez une femme de quarante ans; l'autre sur le côté gauche, chez une femme de vingt-cinq ans, qui, dans les deux cas, ont cédé fort rapidement au traitement mixte.

La gomme se caractérise cliniquement par les symptômes suivants : évolution lente, progressive, silencieuse au début; formation d'une tumeur dure, recouverte d'une muqueuse lisse, où finit par disparaître toute trace de lobulation de l'amygdale linguale; coloration d'un rouge vineux, sombre très intense, uniforme. La muqueuse peut rester intacte très longtemps; mais, au bout de plusieurs mois, elle finit par s'amincir en un point et par constituer une ulcération ou plusieurs ulcérations aux contours sinueux, découvrant un foyer bourbillonneux de couleur gris jaunâtre. Les bords s'épaississent parfois et peuvent devenir végétants.

Il va sans dire qu'à cette période il existe généralement de la dysphagie et quelques phénomènes douloureux, mais bien moins accentués que dans les autres affections ulcéreuses de la gorge. Dans un des cas que nous avons observés, la participation de l'angle de la mâchoire empêchait la malade d'ouvrir la bouche, ce qui disparut, d'ailleurs, après quelques jours de traitement mixte.

Le diagnostic différentiel avec les autres lésions de la base de la langue sera surtout éclairé en cas de doute par l'efficacité du traitement spécifique.

Mais il est une affection avec laquelle le traitement ne pourra être une pierre de touche, c'est l'actinomycose qui guérit par l'iodure de potassium. Bien que cette maladie, observée par Claisse à titre de lésion primitive des régions antérieures de la langue, n'ait pas encore été signalée à la base, il faudra penser à elle; si la lésion n'est pas ulcérée, on pratiquera une ponction qui permettra de rechercher les grains jaunes de l'actinomycose et de décider le diagnostic par l'examen microscopique.

TUBERCULOSE

Les ulcérations tuberculeuses de la langue sont bien connues, mais parmi les observations relatées on n'en trouve guère où la lésion se soit spécialement localisée à la région de l'amygdale linguale.

Dans la plupart des cas observés, cette affection était une propagation de la tuberculose de l'amygdale palatine ou de la tuberculose du larynx, et toujours secondaire à la tuberculose pulmonaire.

Michael (de Hambourg) a observé ainsi des ulcérations tuberculeuses de la grosseur d'une lentille sur la base de la langue, au voisinage des fossettes épiglottiques. Il a vu aussi dans un autre cas une infiltration tuberculeuse du ligament glosso-épiglottique médian qui avait atteint les dimensions d'un crayon. Enfin, il a observé un cas de tuberculose végétante de l'amygdale linguale dont le volume était si considérable et si gênant pour la déglutition que la tumeur tuberculeuse dut être enlevée à l'anse galvanique.

Il faut savoir aussi que le tuberculome développé dans la profondeur de la base de la langue peut, une fois abcédé, venir s'ouvrir dans la région de l'amygdale linguale; Bergmann en a observé un cas.

En cas d'adénopathie tuberculeuse à porte d'entrée inexpliquée, il ne faudra jamais négliger l'examen de la base de la langue. Nous ne saurions, vu l'insuffisance de documents cliniques sur cette question, tenter une description de cette localisation de la tuberculose; nous nous contenterons de rappeler qu'en présence d'une lésion de l'amygdale linguale, offrant quelques-uns des caractères de la tuberculose et coïncidant avec des adénopathies, le meilleur élément de diagnostic sera la recherche du bacille et l'examen microscopique d'un fragment enlevé à la pince coupante.

LUPUS

Ce que nous avons dit de la tuberculose pourrait s'appliquer au lupus. Nous n'avons pu relever de cas où cette affection aurait débuté par l'amygdale linguale. Dans un cas de lupus généralisé à presque tout le pharynx, observé à la clinique de dermatologie de la Faculté de Toulouse, nous avons vu toute la base de la langue couverte par la lésion, qui s'arrêtait en avant, à la ligne des papilles caliciformes. L'observation a été relatée en détail par Iversenq.

LÈPRE

Lennox-Browne, qui a pu observer les lépreux de l'île Robben (Afrique australe), a relaté la participation de la base de la langue à la lèpre du pharynx et du larynx. D'après lui, le signe différentiel le plus marqué entre la lèpre et le lupus serait l'aspect vernissé, pâle, jaunâtre, de toute la muqueuse de la bouche et de la gorge, comme si toutes ces parties étaient infiltrées de suif. L'altération de l'amygdale linguale ne constituant qu'une localisation accessoire de la maladie, nous croyons inutile de nous étendre davantage sur ce sujet.

MYCOSE LEPTOTHRIXIQUE

L'amygdale linguale est un lieu de prédilection de la mycose leptothrixique, affection bien décrite pour la première fois par Frænkel.

L'amygdale linguale était atteinte dans les sept observations rapportées dans la thèse de A. Colin.

Suivant cet auteur, elle se présente sous trois aspects :

1° Petits points blanchâtres de la grosseur d'un grain de

millet ou plus gros, pointus, résistants, faisant une légère saillie au milieu de la muqueuse.

2° Points saillants, groupés en îlots, dont la surface est hérissée d'un grand nombre de petites piques lui donnant l'aspect dentelé d'une crête de coq ou de la « barbe de capucin ». L'épaisseur peut, dans certains cas, atteindre plusieurs millimètres.

3° Taches blanc jaunâtre, pouvant être confondues avec des membranes diphtéritiques.

Les amas leptothrixiques ont toujours une consistance « ferme et dure ». Ils siègent sur la muqueuse entre les cryptes, et, de plus, sont si adhérents qu'on ne peut les enlever qu'à la pince, ce qui les différencie des amas caséeux de l'amygdalite lacunaire.

La maladie est longue, rebelle, et sujette aux récidives.

Le diagnostic sera établi par l'examen microscopique. Avec la coloration par le Gram, à un grossissement de 250 diamètres, on reconnaîtra facilement les couches de leptothrix colorés en violet au milieu de cellules épithéliales mortifiées, teintées en jaune.

TUMEURS

Les tumeurs qui ont leur point de départ soit dans l'amygdale linguale elle-même, soit dans la région de la base de la langue, sont encore fort peu connues.

Rosenberg a étudié les tumeurs bénignes; ce sujet a été repris par Dubourdieu; Michael (de Hambourg), dans son article déjà cité sur la pathologie de l'amygdale linguale, donne quelques indications sur les tumeurs bénignes et malignes.

Nous essayerons d'exposer l'état actuel de la question.

Tumeurs bénignes. — Papillomes. — Les papillomes sont rares à la base de la langue, tandis qu'ils sont assez fréquents sur les autres régions de l'organe; Beausoleil en aurait observé un cas.

Rosenberg les signale dans son travail sur les tumeurs de la base de la langue.

Enfin, Michael (de Hambourg) en a observé sur le milieu de la base, chez un homme atteint depuis longtemps de papillomes diffus du larynx.

Fibrome. — La base de la langue a été considérée comme le siège le plus fréquent des fibromes de cet organe. Cette tumeur, dont plusieurs cas ont été publiés, commence à être connue; à son histoire se rattachent les noms de Butlin, Pooley, Gibb, Fith, Poncet, Bill, de Bergmann, du Fayet-de-Latour, Rosenberg; enfin, Michael (de Hambourg) en a observé un cas sur lui-même, de la grosseur d'un haricot.

Le fibrome pur est rare ; la tumeur est souvent mixte, mais le tissu fibreux est dominant, plus ou moins associé à du tissu adipeux, musculaire, cartilagineux et même osseux.

Zahn a observé la dégénérescence hyaline.

Le fibrome s'observe surtout chez l'adulte, plus fréquemment chez l'homme que chez la femme. On l'a observé aussi chez l'enfant.

La tumeur est d'abord interstitielle, circonscrite, encapsulée dans la profondeur de la base de la langue, puis elle tend à s'énucléer et peut enfin se pédiculer jusqu'à former un vrai polype fibreux pouvant plonger dans le pharynx jusqu'au voisinage du larynx et provoquer des accès de suffocation.

Suivant donc la période où il est découvert, le fibrome est sessile ou pédiculé; ses dimensions peuvent varier de celles d'un haricot (cas de Michael) jusqu'à celles d'une bille de billard (cas de Bill).

Nous n'avons pas à insister sur ses symptômes, qui sont communs à toutes les tumeurs bénignes de la base de la langue; signalons seulement les hémorragies spontanées possibles, comme dans les fibromes naso-pharyngiens.

Le diagnostic sera fait par les signes physiques; on constatera sur un des côtés de la base une tumeur recouverte par une muqueuse normale, de consistance dure et uniforme; la surface est hémisphérique ou ovalaire, ou encore parcourue par des sillons qui divisent la masse en plusieurs lobes.

La consistance dure et la coloration le distinguent du lipome, dont la consistance est molle et dont la coloration jaunâtre se voit à travers la muqueuse; il faut toutefois se rappeler que le lipome peut être associé au fibrome.

L'intégrité de la muqueuse le fera distinguer de la gomme, qui est toujours recouverte longtemps avant son ulcération par une muqueuse épaissie et d'une coloration rouge violacé très intense.

Le sarcome non ulcéré ne se distinguera que par son évolution rapide.

Le fibrome est, en somme, le type des tumeurs bénignes de la base de la langue.

Lipome. — Les lipomes de la base de la langue sont plus rares encore que les fibromes.

Iversen en a rapporté un cas; D. Mollière en a signalé un autre, qui coexistait avec un lipome de la pointe.

Cette tumeur est intra-musculaire ou sous-muqueuse; il est même probable qu'elle est intra-musculaire au début, comme certains fibromes, et s'énuclée ensuite insensiblement pour devenir sous-muqueuse (Guelliot et Butlin); le plus souvent sessile, le lipome peut se pédiculiser. Le volume varie de la grosseur d'une noisette à celle d'un œuf de pigeon.

On l'observe exclusivement chez l'adulte et plus fréquemment chez l'homme que chez la femme.

La marche est si lente que beaucoup de malades ne sont venus consulter qu'au bout de vingt ou de vingt-sept ans!

Le lipome se reconnaît à sa couleur jaunâtre, transparaissant sous la muqueuse; il est lobulé; sa consistance est pseudo-fluctuante; par ces caractères, il se distingue du fibrome, dont la consistance est dure et la surface rouge; il existe cependant des fibromes à consistance molle, ce qui rendra dans certains cas le diagnostic fort difficile.

La pseudo-fluctuation peut faire penser à un abcès froid ou à une gomme; mais, dans ces deux derniers cas, si l'on n'est guidé par l'évolution, on pourra recourir à la ponction exploratrice.

Les kystes peuvent avoir la même marche lente, mais ils sont plus rénitents; ici la confusion aurait moins d'importance, étant donné que le traitement est le même.

Chondrome. — Le chondrome pur de la base de la langue est d'une excessive rareté; Rosenberg et Michael en citent un seul cas, observé par Huïe.

Adénome. D'après Rosenberg et d'après Michael (de Hambourg), il n'en existerait que deux cas, l'un de Hickmann et l'autre de Parker.

Tumeurs mixtes. — On a observé à la base de la langue, et quelquefois chez des enfants, des tumeurs vraisemblablement congénitales, de texture mixte, fibro-lipome, fibro-myome, mixo-lipome, ostéo-fibro-chondrome, etc. A. Broca se demande s'il s'agit là de tératomes.

Cette question est donc un des points les plus obscurs de la pathologie de la base de la langue.

Angiomes. — Les angiomes de la base de la langue sont communs à tel point que plusieurs auteurs ont même affirmé qu'ils étaient plus fréquents en cette région de l'organe qu'à la pointe, ce qui n'est pas exact, d'après Morestin.

On a observé à la fois l'angiome artériel et l'angiome veineux.

L'angiome artériel paraît congénital et peut être observé par conséquent chez l'enfant ; il se présente avec les caractères physiques habituels.

L'angiome veineux se voit chez l'adulte et paraît beaucoup plus fréquent chez la femme. Il peut donner lieu à des hémoptysies parfois redoutables. On reconnaîtra cette tumeur à sa coloration violacée, bleuâtre ou noirâtre, et à ce qu'elle est réductible ; on voit également rayonner autour du néoplasme des groupes de veines dilatées et sinueuses.

Michael a représenté, dans le traité de P. Heymann, un angiome qui occupait toute la fossette épiglottique gauche et qui simulait une tumeur mélanique.

Kystes. — On n'observe guère à la base de la langue que deux variétés de kystes :

1° Des kystes par rétention glandulaire, formés aux dépens des glandules muqueuses de l'amygdale linguale ;

2° Des kystes congénitaux, formés aux dépens du tractus thyréo-glosse ou canal de Bochdaleck.

Kyste glandulaire. — Le kyste glandulaire s'observe exclusivement chez l'adulte ; il se développe à la surface de l'amygdale linguale, formant une petite tumeur sphérique dont la surface, rouge au début, devient peu à peu transparente, atteignant les dimensions et revêtant l'aspect d'un grain de raisin ; il est généralement facile à reconnaître.

Kyste du tractus thyréo-glosse. — Le kyste du tractus thyréo-glosse, au contraire, peut se développer de bonne heure ; on l'a observé chez le nouveau-né ou au moment de la puberté. Il débute par une tumeur médiane, le plus souvent profonde, indolente, à évolution lente et progressive, sans adénopathie ; il finit par soulever la muqueuse de l'amygdale linguale en arrière du foramen cœcum et peut, à ce moment-là, présenter de la fluctuation.

Le diagnostic est singulièrement précisé par la ponction exploratrice qui ramène un liquide visqueux, filant, contenant des cellules cylindriques à plateau strié, pourvu quelquefois de cils vibratiles.

Goitre de la base de la langue. — Nous devons rattacher à cette variété de kyste la tumeur décrite sous le nom de goitre de la base de la langue.

De Chamisso de Boncourt en a rassemblé quatorze cas, dont un sur lui-même; toutes les autres observations de goitre se rapportent à des femmes. Il s'agit, en somme, d'un goitre développé aux dépens d'une glande thyroïde accessoire, branchée sur le tractus thyréo-glosse. Son volume peut atteindre les dimensions d'un œuf de poule; ses signes sont analogues à ceux du kyste congénital.

Tumeurs malignes. — Sarcome. — Ce néoplasme est rare, d'après Max Scheier. Sur dix-sept cas de sarcome de la langue, le sarcome de la base a été observé quatre fois; on l'a vu chez des enfants, même chez des enfants de quelques mois.

On observe les variétés globo-cellulaires et fuso-cellulaires.

Il peut être sessile ou pédiculé, et même, dans ce dernier cas, il a toujours une base profonde indurée, infiltrée dans les tissus de l'organe.

Au début, la tumeur est limitée, encapsulée, énucléable; elle peut rester longtemps coiffée par la muqueuse, qui reste normale ou bien qui s'enflamme.

Indolent à ses débuts, le sarcome devient douloureux à sa période envahissante, et surtout quand il s'est ulcéré; il peut alors donner lieu à une adénopathie due plutôt à une infection secondaire qu'à une généralisation néoplasique; aussi, cette adénopathie peut-elle rétrocéder.

Sa marche rapide empêchera de le confondre avec le fibrome.

L'affection avec laquelle il offre le plus de ressemblance

est la gomme, soit avant, soit après l'ulcération; le traitement spécifique institué pourra seul permettre le diagnostic différentiel.

Le pronostic de ce néoplasme, quand il peut être opéré dans des conditions favorables, paraîtrait moins sombre, d'après Marion, que celui des autres régions du corps.

Épithéliomes. — Je ne saurais aborder ici la longue histoire du cancer de la langue; il me suffira de rappeler que la région de la base occupée par la quatrième amygdale est un des sièges d'élection de l'épithéliome.

La tumeur, à son début, ne se manifeste que par une dysphagie modérée dont la cause peut passer inaperçue, si on n'a pas soin de pratiquer l'examen de la base de la langue avec le miroir laryngoscopique. Cette méthode pourra permettre de surprendre le mal à sa phase initiale; elle permettra aussi de tenter une intervention avec plus de chance de succès que si l'on attendait d'être averti de la nature du mal par des symptômes plus graves ou par l'adénopathie cervicale.

Sur la base de la langue, l'épithéliome se présente avec ses caractères habituels sous formes d'ulcération précoce, végétante, fongueuse, sécrétant un ichor sanieux et fétide, donnant lieu à quelques petites hémorragies.

En cas de doute, le diagnostic sera assuré par l'examen microscopique d'un fragment de la tumeur enlevé à la pince coupante ou au serre-nœud galvanique.

On peut voir dans l'article de Michael deux figures fort intéressantes, reproduisant deux cas d'éphithéliome primitif de l'amygdale linguale.

TRAITEMENT

Amygdalite catarrhale. — Cette affection est généralement si bénigne que le traitement local le plus anodin suffira dans la plupart des cas : on pourra prescrire indifféremment des bains de gorge et des gargarismes à l'acide borique, au borate de soude, au chlorate de potasse.

Dans le cas où le caractère infectieux de l'affection serait plus accentué, il vaudrait mieux recourir aux gargarismes antiseptiques, à l'acide phénique à $\frac{1}{1000}$, au thymol à $\frac{1}{1000}$, au phénosalyl à $\frac{1}{200}$, à l'acide salicylique à $\frac{1}{1000}$, à la résorcine à $\frac{1}{100}$, au sublimé à $\frac{1}{10000}$.

On pourra aussi prescrire le salol en gargarisme ; j'indique une formule qui m'a donné de bons résultats :

Salol.	1 gramme.	
Alcool à 90° } ââ	50	—
Glycérine.. }		
Eau bouillie.	400	—

Si la dysphagie et la douleur se montrent trop vives, on aura recours au menthol en badigeonages sur la base de la langue au moyen d'un porte-ouate faiblement recourbé.

Je conseille la formule suivante :

Menthol.	1 gramme.	
Huile d'amandes douces ou huile de vaseline.	50	—

ou encore :

Menthol	0gr50	
Alcool à 90°	5	»
Glycérine	45	»

Les pulvérisations avec une solution de cocaïne dans de l'eau de laurier-cerise, variant de $\frac{1}{50}$ à $\frac{1}{100}$, peuvent parfois donner quelque soulagement, mais parfois aussi, en raison de la sensation si désagréable de la cocaïne, elles ne peuvent être supportées.

L'holocaïne, récemment introduite dans notre spécialité, semble appelée à remplacer la cocaïne, au moins comme analgésique. Ce médicament, inventé par Täuber (de Berlin) et récemment préconisé par Coosemans, paraît posséder toutes les qualités de la cocaïne sans en avoir les défauts ; il a cependant l'inconvénient d'être très peu soluble ; on pourra l'employer en solution à $\frac{1}{100}$; nous conseillons la formule suivante que nous avons récemment prescrite avec succès comme pulvérisation analgésique :

Chlorhydrate d'holocaïne.. .		0gr50
Alcool à 90°	âà	10 »
Glycérine . .		
Eau de laurier-cerise		30 »

Dans les cas où la douleur localisée à la grande corne de l'os hyoïde refusait de rétrocéder et persistait pendant plusieurs semaines après la disparition des autres symptômes, je me suis bien trouvé de l'application d'un très petit vésicatoire $\left(\frac{4}{5}\right)$ sur l'os hyoïde.

Comme médication interne, on pourra administrer le salol et le benzoate de soude, et traiter l'état gastrique, souvent prononcé, par les moyens classiques.

Amygdalite et périamygdalite phlegmoneuse. — Le traitement que nous venons de préconiser pour l'amygdalite linguale catarrhale est applicable à l'amygdalite phlegmoneuse.

Ici, cependant, les troubles subjectifs, dysphagie et douleur, revêtent parfois une telle intensité que toutes les médications locales restent inefficaces.

J'ai vu des malades atteints d'amygdalite phlegmoneuse palatine soulagés par les boissons et les gargarismes froids, et surtout par l'usage de la glace absorbée par petits morceaux qu'on laisse fondre dans la gorge.

Bien que cette médication aille à l'encontre des doctrines thérapeutiques admises jusqu'à ce jour, je crois qu'il y a lieu de la prendre en considération et d'y recourir dans les cas où les autres moyens auront échoué.

Un point important est à discuter :

Faut-il ouvrir l'abcès de l'amygdale linguale ou abandonner ce soin à la nature?

Les opinions sont partagées.

Ruault est partisan de l'abstention; mais remarquons que les cas observés par lui étaient tous d'allure bénigne.

Mounier semble partisan de la même conduite; toutefois, en cas d'intervention, il préfère le galvanocautère au bistouri.

Beausoleil, au contraire, conseille l'ouverture.

Boulenger s'est vu obligé de la pratiquer.

Enfin, Simanowski prétend qu'il faut inciser le plus tôt possible.

Voici notre avis :

Si le foyer phlegmoneux est bien localisé, si les phénomènes douloureux sont supportables, enfin, s'il n'y a pas menace de suffocation par réflexion de l'épiglotte ou œdème des replis ary-épiglottiques, il y a lieu de s'abstenir; l'abcès, en effet, s'ouvre spontanément dans la plupart des cas, quatre ou cinq jours après sa formation, c'est-à-dire du huitième au quatorzième jour de la maladie.

Si, au contraire, les symptômes s'aggravent rapidement et font pressentir des accidents d'œdème glottique, il faut inciser.

Et, dans ce cas comme dans l'amygdalite palatine phlegmoneuse, nous croyons l'instrument tranchant préférable au galvanocautère.

Hypertrophie. — Tout traitement de l'hypertrophie doit avoir pour but sinon de détruire la glande, tout au moins de la réduire.

Résolutifs. — Le seul médicament dont l'action locale puisse être utilisée à titre de résolutif est l'iode sous forme de solution iodo-iodurée ou d'un mélange de teinture d'iode et de glycérine d'abord à $\frac{1}{3}$, puis à $\frac{1}{2}$, enfin à $\frac{2}{1}$ en badigeonnages.

Ce traitement longtemps continué peut donner une amélioration dans les cas où l'hypertrophie est légère et surtout quand elle est due à un processus plutôt subaigu que chronique.

Caustiques. — On a employé à cet effet les cautérisations chimiques au chlorure de zinc, au nitrate d'argent, à l'acide chromique, pour ne citer que les principaux caustiques vantés.

Au premier de ces médicaments je reproche d'être insuffisant, au nitrate d'argent d'agir trop superficiellement et d'exiger des attouchements répétés : en effet, ce sel en contact avec les muqueuses donne un précipité avec l'albumine des sécrétions, qui en fait une combinaison inefficace puisqu'elle est incapable de pénétrer la profondeur des tissus.

Enfin, à l'acide chromique, je ferai le reproche inverse, d'être trop diffusible et d'étendre son action bien au delà des limites dans lesquelles doit être circonscrite la cautérisation ; au voisinage du larynx, cela a une très grosse importance ; enfin, ce caustique, en outre de ses dangers, a encore l'inconvénient de provoquer des douleurs très vives qui peuvent se prolonger plusieurs jours.

Galvanocautère. — Cet agent a une supériorité incontestable sur tous les moyens chimiques. Il a l'avantage de pouvoir être manié avec une extrême facilité par quiconque est habitué aux manœuvres laryngoscopiques.

Avec lui, en outre, on peut limiter la cautérisation aussi rigoureusement que possible en étendue et en profondeur.

Après une pulvérisation ou un attouchement avec une solution de cocaïne à $\frac{1}{10}$, on procédera, sous le contrôle du miroir, à la cautérisation avec un cautère plat, de surface assez large, de façon à n'être pas obligé de faire une série trop longue de cautérisations successives.

Il faudra, en outre, prolonger le contact du cautère avec la muqueuse assez longtemps pour obtenir une véritable destruction du tissu adénoïde.

Ruault conseille les cautérisations linéaires profondes avec le couteau galvanocaustique.

Il est bon, je crois, de cautériser un seul côté dans une première séance et de ne recourir à la cautérisation de l'autre côté que lorsque la dysphagie consécutive à la première cautérisation aura disparu; je me suis toujours bien trouvé de cette conduite.

D'accord avec la plupart des auteurs, je suis d'avis que la cautérisation galvanocaustique est une bonne méthode; cependant, lorsque l'hypertrophie atteint de fortes proportions, sa réduction complète peut nécessiter plusieurs séances de cautérisation; dans ce cas, il y a lieu de se demander si l'ablation ne vaudrait pas mieux; c'est là un point à discuter.

Ablation. — On a tenté d'enlever l'amygdale linguale par tous les procédés mis en usage dans l'ablation des amygdales palatines.

a) Bistouri. — Quinlan a conseillé l'ablation avec le bistouri; ce procédé nous paraît d'une exécution difficile.

b) Ciseaux. — Heymann fixe l'amygdale linguale avec une pince de Museux et sectionne ensuite l'amygdale avec de fins ciseaux; nous ferons à ce procédé le même reproche qu'au précédent, et, en outre, celui d'exiger un aide.

c) Tonsillotome. — Porcher, Chapell, plus récemment Brady ont vanté l'emploi d'une guillotine analogue au tonsillotome;

le dernier de ces auteurs a pratiqué quarante-trois fois sur cent onze malades cette opération, au moyen d'un tonsillotome analogue à celui de Mackenzie, mais adapté à la courbure de la langue.

Il opère séparément les deux moitiés symétriques de l'amygdale linguale qu'il considère comme deux amygdales indépendantes.

Je n'ai pas le droit de critiquer ce procédé que je n'ai pas encore expérimenté, je crois cependant que la section nette à l'amygdalotome *chez l'adulte* n'est peut-être pas sans danger au point de vue d'une hémorragie.

d) Adénotome. — Winckler préfère à tous ces procédés l'ablation au moyen d'une curette qui, d'après sa description, serait plutôt un adénotome, et dont le principe serait le même que celui de l'adénotome de Gottstein employé pour les végétations adénoïdes. Cet instrument a une courbure adaptée à celle de la langue.

e) Anse froide et anse galvanique. — L'ablation par l'anse froide et surtout l'ablation par l'anse galvanique vantées par Aymé seraient certainement de bonnes méthodes, la dernière surtout; mais il est nécessaire que la tumeur soit pédiculée ou tout au moins assez saillante pour être enlacée par le fil. Ce procédé compte des succès certains; malheureusement, il ne peut être appliqué qu'à un nombre de cas très restreint.

f) Morcellement. — Nous avons vu, l'an dernier, notre ami Furet, à la clinique de Lubet-Barbon et Martin, appliquer à l'amygdale linguale le morcellement préconisé par Ruault pour les amygdales palatines.

Furet aurait été le premier à recourir à ce procédé qui lui a donné d'excellents résultats.

M. Moure nous a montré, il y a quelques mois, un instrument analogue à celui de Furet, et qu'il utilise de la même façon.

Depuis un an, je me suis mis moi-même à pratiquer le morcellement de l'amygdale linguale. J'ai d'abord procédé avec le premier modèle de Furet, puis j'ai abandonné ce modèle, dont le principe était évidemment très bon, en raison seulement de la petitesse des mors qui m'obligeait à trop multiplier les prises, et j'en ai fait faire par Simal un nouveau modèle, à mors plus grands, permettant de saisir une portion plus considérable d'amygdale.

Les mors de la pince que j'ai ainsi modifiée sont constitués par deux fenêtres triangulaires, dont le sommet doit plonger dans le sillon glosso-épiglottique et dont un des grands côtés, rectiligne, répondant à la concavité de l'instrument, vient s'appliquer à la surface de l'amygdale.

Furet m'a appris qu'il avait déjà modifié et agrandi les mors de sa pince et que son nouveau modèle avait été récemment présenté par lui à la Société de laryngologie de Paris.

Autant que j'ai pu m'en assurer par ma pratique, je crois pouvoir affirmer que le morcellement est une bonne méthode, moins douloureuse que la cautérisation, n'étant pas suivie comme cette dernière d'une vive réaction inflammatoire qui dans quelques cas, provoque une dysphagie très intense.

Le résultat thérapeutique m'a toujours paru très bon ; cette méthode toutefois présente dans son exécution quelques difficultés qui méritent une critique.

1° La base de la langue par sa texture musculaire forme un véritable sommier élastique qui cède sous la pression de la pince et met souvent obstacle à la prise : l'amygdale se dérobe alors sous la pince, surtout quand le malade n'a pas l'énergie nécessaire pour bien maintenir sa langue.

2° L'application intime des deux mors de la pince sur la surface à morceler n'est pas toujours aisée, car le mors mâle est toujours éloigné de cette surface de toute l'épaisseur du mors femelle; il est difficile de les maintenir tous les deux simultanément tangents à l'amygdale linguale.

Pour obtenir une bonne application et réduire à son minimum cet inconvénient, je crois qu'il est préférable de tenir la pince, la main en supination et non en pronation.

Chaque moitié symétrique de l'amygdale linguale demande, suivant le degré de l'hypertrophie, un nombre de prises variable.

Dans les cas moyens, trois ou quatre coups de pince suffisent pour chaque côté.

L'ablation totale demande deux ou trois séances. L'hémorragie immédiate est légère.

Il est difficile de se prononcer encore sur la valeur comparée de la cautérisation galvanocaustique et du morcellement.

Je crois, cependant, pouvoir conclure en disant que la cautérisation convient surtout aux hypertrophies légères, qu'il serait difficile de saisir à la pince, et que le morcellement est surtout indiqué quand l'hypertrophie est trop considérable pour être réduite par la simple cautérisation.

Il n'y a pas d'inconvénient à combiner les deux méthodes, quand l'une d'elles est insuffisante.

Amygdalite lacunaire. — L'amygdalite linguale lacunaire sera traitée comme l'amygdalite linguale palatine, c'est-à-dire par la discision et au besoin même par le morcellement. Il sera bon de badigeonner ensuite les surfaces avec la solution iodo-iodurée ou la glycérine phéniquée au 1/30.

Névroses. — Les névroses proprement dites de la base de la langue ne sont pas toujours faciles à traiter.

En présence d'une paresthésie sans lésion visible de la base de la langue, il faudra rechercher s'il n'existe pas, loin de cette région, dans les voies respiratoires supérieures, fosses nasales ou naso-pharynx, une lésion pouvant être la raison d'une paresthésie réflexe, comme dans les deux cas de Boulay, qui cédèrent à l'ablation de végétations adénoïdes.

Les paresthésies et les glossodynies postérieures, qui surviennent à la ménopause, sont très rebelles; mais elles cèdent généralement quand la crise physiologique est terminée; aussi, faute de soulagement physique, on pourra donner à ces malades l'assurance de la guérison et calmer ainsi leur état mental.

Il faudra de même rassurer les neurasthéniques qui se croient atteints d'une affection cancéreuse. Il en est quelques-uns chez qui cette conduite suffira; mais la persuasion n'aura pas souvent grand effet sur les dégénérés héréditaires : je parle, bien entendu, de ceux qui, en proie à une véritable obsession gutturale et persuadés qu'ils sont atteints d'une lésion organique, frappent plus volontiers à notre porte qu'à celle du neurologiste. Ces malades, que l'on croit rassurer en leur disant que les troubles dont ils souffrent sont purement nerveux, savent beaucoup de mal à celui qui les traite ainsi. « Troubles nerveux, » pour eux, est synonyme de « troubles imaginaires », et comme leurs souffrances, sans dépendre d'une cause palpable, n'en sont pas moins réelles, quelquefois même plus atroces, ils perdent toute confiance en celui qui leur tient ce langage. Ces malades demandent à être écoutés; il faut donc les écouter, comme on doit écouter tous les vésaniques, et les traiter localement, serait-ce par les médications les plus anodines. On essaiera l'électrothérapie. Quelquefois même on pourra tenter une cautérisation sur la base de la langue; j'ai vu ainsi non pas des malades guéris, mais améliorés, et c'est bien quelque chose, par le calme qu'apportait en leur esprit le crédit qu'on accordait au récit de leurs souffrances et le zèle qu'on montrait à vouloir les soulager.

Les paresthésies et les glossodynies symptomatiques de l'hystérie, du tabes et de la paralysie générale relèvent surtout du traitement général que nous n'avons pas à traiter ici.

Quant aux névralgies qui pourraient relever de névrite par varices linguales profondes, peut-être y aurait-il lieu de tenter contre elles quelques scarifications de la base de la langue déjà conseillées autrefois par Luschka, les pulvérisations à la cocaïne ou à l'holocaïne formulées plus haut, les badigeonnages mentholés, enfin l'aconitine cristallisée par granules de 1/4 de milligramme jusqu'à quatre par jour.

Varices. — Les varices superficielles de la base de la langue, provoquant de la douleur, de la dysphagie, des hémorragies, devront être cautérisées ou détruites au besoin par le galvanocautère.

Mycosis. — Pour traiter le mycosis, on enlèvera à la pince ou à la curette les productions leptothrixiques, et on badigeonnera les surfaces avec la solution iodo-iodurée, seule ou associée au chlorure de zinc, ou mieux avec la solution officinale de perchlorure de fer préconisé par A. Colin.

Syphilis. — Le traitement de la syphilis de l'amygdale linguale n'a rien de bien spécial.

Traitement local. — Contre le chancre on emploiera des bains de gorge ou des pulvérisations avec une cuillerée à bouche de liqueur de Van Swieten par verre d'eau tiède. On pourra faire sur le siège du mal des insufflations avec de la poudre de calomel.

Les accidents secondaires seront traités par les mêmes pulvérisations et bains de gorge, et par des gargarismes iodés.

On y joindra des attouchements au nitrate d'argent ou au nitrate acide de mercure.

Dans les formes invétérées, Moure et Raulin ont conseillé l'application de quelques raies au galvanocautère. En cas de gomme, on aura recours aux mêmes gargarismes antiseptiques.

Traitement général. — Le traitement mercuriel sera rigoureusement appliqué aux deux premières périodes. Si l'emploi interne du protoiodure est mal supporté ou si son action est trop lente, il sera préférable de recourir immédiatement soit aux frictions mercurielles, soit aux injections intra-musculaires de calomel ou d'huile grise, qui constituent les deux modes les plus sûrs et les plus rapides d'administration du mercure. Il va sans dire qu'à la période tertiaire l'iodure à la haute dose, 4 grammes au minimum, sera associé au traitement hydrargyrique.

Tuberculose et lupus. — Le traitement local aura pour base le curettage, les cautérisations profondes au galvanocautère et les attouchements au phénol sulforiciné ou à l'acide lactique.

Contre la dysphagie on emploiera les pulvérisations et les badigeonnages à la cocaïne, à l'holocaïne et au menthol, formulés plus haut.

On a vanté récemment, comme analgésique, dans le traitement des ulcères douloureux de la gorge, l'orthoforme en insufflations. Ce médicament aurait été expérimenté avec succès à la Polyclinique chirurgicale de Munich; E. Yonge a publié récemment des résultats favorables; Lichtwitz (de Bordeaux) paraît satisfait de ses essais. Ce médicament, qui n'est point toxique, provoquerait une analgésie durable, de vingt-quatre heures au moins, ce qui le rendrait bien supérieur à la cocaïne; je l'ai expérimenté moi-même, mais les résultats que j'ai obtenus ne me permettent pas de me prononcer sur sa valeur.

Si ce médicament possède les propriétés qu'on lui attribue, il est certain qu'il rendra de grands services dans la tuberculose pharyngo-laryngée.

Tumeurs et kystes. — L'ablation peut se faire par voie naturelle ou par voie artificielle.

Voie naturelle. — Dans la plupart des cas, avec ou sans le contrôle du miroir, suivant la nature du néoplasme et suivant son mode d'implantation, l'ablation à l'anse froide ou chaude, l'excision, l'arrachement à la pince à morcellement, l'énucléation, sont des méthodes qui conviendront à beaucoup de petites tumeurs.

Contre les angiomes, l'électrolyse ou la destruction lente au galvanocautère seront les méthodes de choix.

Les kystes du tractus thyréo-glosse chez le nouveau-né seront traités par la simple ponction qui sera répétée au besoin, en cas de récidive, jusqu'à ce que l'âge de l'enfant permette une intervention radicale.

Voie artificielle. — De tous les procédés conseillés pour atteindre la base de la langue, nous tenons la pharyngotomie trans-hyoïdienne de Vallas, de Lyon, pour le meilleur. Cette opération donne plus de jour que la pharyngotomie sous-hyoïdienne et est moins dangereuse que cette dernière. Elle comprend trois temps :

1° Incision verticale sur la ligne médiane de 8 à 10 centimètres, dont le milieu répond au corps de l'os hyoïde ;

2° Ostéotomie de l'os hyoïde et section, au-dessus et au-dessous de l'os hyoïde, des muscles qui s'y insèrent ;

3° Incision verticale et médiane de la membrane hyo-thyroïdienne.

Cette opération a été pratiquée avec succès par Dubourg et Moure (de Bordeaux) et fort vantée récemment par Etiévant ; elle paraît destinée à se vulgariser.

CONCLUSIONS

Je me suis efforcé dans ce rapport d'exposer l'état actuel des notions acquises sur la pathologie de l'amygdale linguale et de la région qu'occupe cet organe sur la base de la langue.

De cette étude peuvent se dégager les conclusions suivantes :

1° L'amygdale linguale a une pathologie comparable à celle des amygdales palatines et de l'amygdale pharyngée ;

2° Les particularités symptomatiques des lésions qui la frappent tirent plutôt leurs caractères des rapports topographiques de l'organe que de sa constitution anatomique, identique à celle des autres amygdales ;

3° Les réactions nerveuses par lesquelles se traduisent quelquefois ses lésions chroniques, en particulier l'hypertrophie, marquent le réveil d'une névrose latente ;

4° Les notions que nous possédons sur les maladies variées de l'amygdale linguale et de la base de la langue, bien que très imparfaites, nous autorisent cependant à diriger contre ces affections une thérapeutique médicale et chirurgicale appropriée, analogue à celle des autres amygdales.

BIBLIOGRAPHIE

Amygdalites linguales aiguës.

Massei. — Nouvelle forme de glossite (*Rev. de laryngol.*, 1886).

Hagen. — *Journ. of laryngol. and rhinol.*, 1889.

Fleischmann. — *Albany med. Ann.*, 1889.

Gurowitsch. — Pathol. der Zungentonsille (*Berlin. klin. Wochens.*, 1892).

Colin (A.). — Périamygdalite linguale (*Archiv. internat. de laryngol.*, 1891).

Helary. — *Ann. des mal. de l'oreille*, 1892.

Sallard. — Amygdalites aiguës. Paris, 1892.

Ruault. — 1° Sur une variété peu connue d'angine phlegmoneuse (*Archiv. internat. de laryngol.*, 1892); — 2° Traité de médecine de Charcot et Bouchard.

Seifert. — Pathologie de l'amygdale linguale (*Archiv. f. Laryngol.*, Band I, Heft 1, p. 48, 1893).

Simanowski. — Affections inflammatoires des tissus glandulaires lymphatiques de la base de la langue (*Wratch*, n°s 43-50, 1893).

Boulenger. — *Presse méd.*, n° 1, 1893.

Mounier. — *Bull. de la Soc. de laryngol.*, 1894.

Polyak. — Ein Fall von Tonsillitis præepigl. foll. (*Rev. de laryngol.*, fév. 1895).

Marion. — Contribution à l'étude des affections de l'amygdale linguale (Thèse de Paris, 1894).

Beausoleil. — Inflammations aiguës de l'amygdale linguale (*Rev. de laryngol.*, déc. 1895).

Escat. — Amygdalite linguale phlegmoneuse (*Rev. de laryngol.*, 1896).

Volkov. — Contribution à la pathologie de l'amygdale linguale (*Rev. de laryngol.*, avril 1896).

Bar. — Inflammations de l'amygdale linguale (*Bull. de la Soc. franç. de laryngol.*, 1897).

Hypertrophie de l'amygdale linguale.

Swain. — Les glandes folliculeuses de la base de la langue et leur hypertrophie (*Deuts. Archiv. f. klin. Med.*, vol. XXXIX).

Gleitsmann. — Hyperesthésie de l'amygdale de la langue (*Med. Record*, New-York, 17 déc. 1887).

Ruault. — Contribution à la pathologie de la quatrième amygdale (*Archiv. de laryngol.*, p. 193, 1888).

Schœde. — L'hypertrophie de l'amygdale linguale et son traitement (*Berlin. klin. Wochens.*, n° 13, 3 mars 1891).

Balme. — Hypertrophie des amygdales (Thèse de Paris, 1889).

Teulières. — Hypertrophie de l'amygdale linguale (Thèse de Bordeaux, 1889).

Seiss (R.-W.). — Traitement de l'hypertrophie de l'amygdale linguale (*Med. News*, 21 déc. 1889).

Joal. — Spasmes œsophagiens dus à l'hypertrophie de l'amygdale linguale (Soc. franç. de laryngol., 1890, et *Rev. hebdom. de laryngol.*, 1890). — Hémorragies de l'amygdale linguale (*Rev. hebdom. de laryngol.*, 1893).

Ruault. — Traité de médecine de Charcot et Bouchard.

Wyatt Wingrave. — Point concernant l'amygdale linguale au sujet d'une nomenclature régionale de la langue (*Journ. of laryngol., rhinol. and otol.*, New-York, 1892).

Scheppegrell. — Hypertrophie de l'amygdale linguale (*Med. News*, 1892).

Robertson. — *Journ. of laryngol.*, New-York, 1893.

Chauveau (Cl.). — 1° De quelques symptômes dus à l'hypertrophie de la quatrième amygdale (*Archiv. internat. de laryngol.*, 1892); — 2° Crises syncopales dues à l'hypertrophie de l'amygdale linguale (*Rev. gén. de clin. et de thérapeut.*, 16 mai 1894).

Hamilton. — *Journ. of laryngol.*, 1893.

Ray (D.). — Hypertrophie des follicules lymphatiques chez les chanteurs (*Med. News*, 1895).

Sallard. — Hypertrophie des amygdales (Bibl. Charcot-Debove).

Steinfeld. — Hypertrophie de l'amygdale linguale (*Aerste Rundschau*, 1895).

Clark. — Hypertrophie de l'amygdale linguale (7 observations) (*The Philadelphia Policlin.*, 1896).

Winckler. — Curette pour les opérations de l'amygdale linguale (*Archiv. f. Laryngol. and Rhinol.*, Band III, p. 213).

Rice (Cl.). — Hypertrophie de l'amygdale linguale (*N.-Y. med. Record*, 1886, anal. *in Ann. des mal. de l'oreille*, 1894).

Œrtel. — *Deuts. Archiv f. klin. Med.*, 1879.

Heymann (P.). — *Berlin. klin. Wochens.*, 1877.

Betz. — *Monats. f. Ohrenheilk.*, 1879.

Lennox-Browne. — 1° *Comptes rendus du Congrès internat. de laryngol.*, 1882; — 2° *London med. Record*, fév. 1888; — 3° *Lancet*, janv. 1893; — 4° *The med. Magazine*, 1896.

Hagen. — *Schmidts Jahrb.*, Band CCXX, p. 223.

Wroblensky. — *Gaz. Lekarska*, 841-842, 1884, 1887, 1890, 1892.

Curtis-Holbrok. — *N.-Y. med. Journ.*, 1884.

Ostmann. — Neue Beitr. z. Unters. üb. d. Balgdrüsen d. Zuge (Dissert., Berlin, 1884).

Schaffer. — *Chir. Beobacht.* Wiesbaden, 1885.

Mc Bride. — Aden. tiss. of the base of the tongue (Med. and surg. Soc. in Edimburger, 6 juillet 1887).

Beverley Robinson. — *N.-Y. med. Record,* 4 fév. 1888.

Farlow. — *Boston med. and surg. Journ.,* 2 fév. 1888.

Roe. — Amer. med. Assoc., laryngol.-otol. sect., 1889.

Richardson. — *Journ. of amer. med. Assoc.,* janv. 1889.

Hans Möller. — Hyper. der Züngenbalgdrüsen (Dissert. Greifswald, 1889).

Michelson. — *Berlin. klin. Wochens.,* 1889.

Herzog. — *Wien. med. Presse,* 6 sept. 1889.

Thrasher. — *Journ. of amer. med. Assoc.,* 5 juill. 1890

Noquet. — *Ann. méd.-chir. de Liège,* 1890.

Niedert. — *Allg. Centralzeit.,* 5 fév. 1890.

Michelson. — *Berlin. klin. Wochens.,* 9 sept. 1890.

Clark. — *Boston med. and surg. Journ.,* 6 fév. 1890.

Brylan. — Amer. med. Assoc., sect. of laryngol., 1896.

Quinlan. — Académie de médecine de New-York, section de laryngologie, 27 janv. 1897 (*Ann. des mal. de l'oreille,* 1897).

Schech. — Sur les affections professionnelles des chanteurs et des orateurs (*La Voix,* oct. 1897).

Barclay-Baron. — *Bristol. med. and surg. Journ.,* juin 1890.

Feets. — *Journ. of ophtal. and laryngol.,* oct. 1891.

Münger. — *New-England med. Monthly,* n° 2, 1892.

Donalies. — *Jährb. Kinderheilk.,* Band XXXIII.

Dayton. — *Ann. of ophtal. and laryngol.* (réflexe), oct. 1892.

Casadesus (R.). — *Revista de laryngol.,* oct. 1892.

Kronenberg. — *Berlin. klin. Wochens.,* nov. 1894.

Chamberlain. — *Virginia med. Monthly,* août 1894.

Dmochowsky. — *Gaz. Lekarska,* n° 15, 1889.

Aymé. — Contribution à l'étude de l'hypertrophie de l'amygdale linguale (Thèse de Paris, 1895).

Hopmann. — *Bresgens. Samml. zwangloser Abhandl.,* Hefte 5 et 6, 1896.

Didsbury. — Hypertrophie chronique de l'amygdale linguale (*Archiv. internat. de laryngol.,* 1897).

Ricci (de Trévise). — Sull' ipertrofia della tonsilla linguale (*Archiv. ital. di otol.,* 1897).

Atrophie.

Lewin. — 1° *Inhalationsther.,* 2 Aufl., 1865; — 2° *Deutsche med. Wochens.,* 1892; — 3° *Verhandl. d. Berlin. laryngol. Gesellsch.,* Band II, 5, 35; — 4° *Berlin. klin. Wochens.,* nov. 1894.

Lewin und **Heller.** — *Virchow's Archiv,* Band CXXXVIII.

Ricci (de Trévise). — *Archiv. ital. di otol.,* 1897.

Névroses.

Semon. — Névroses sensorielles de la gorge dans la période de la ménopause (*British med. Journ.*, 5 janv. 1895).

Boulay. — Paresthésie pharyngée (*Bull. de la Soc. franç. de laryngol.*, 1896).

Piotrowski. — Névroses de la langue (*Bull. de la Soc. de biol.*, p. 340, mars 1893).

Villecourt. — Hypertrophie de la quatrième amygdale chez une hystérique (*Ann. des mal. de l'oreille*, p. 1059, 1894).

N. B. — La bibliographie des névroses réflexes se rattache à la bibliographie de l'hypertrophie.

Varices.

Manon. — Varices de la langue (Thèse de Bordeaux, 1886).

Syphilis, Tuberculose, Lupus, Lèpre, Mycosis.

Schiffers. — Chancre de l'amygdale linguale (*Archiv. internat. de rhinol.*, n° 30, p. 127, juin 1893).

Moure et **Raulin.** — Contribution à l'étude des manifestations de la syphilis sur les tonsilles pharyngée et préépiglottique (*Rev. de laryngol.*, 1891).

Labit. — *Rev. de laryngol.*, n° 23 (Syphilis), 1891.

Ricci (C.-A.) (de Trévise). — Contr. allo. stud. d. manifest. sifil. s. tonsilla linguale (*Archiv. ital. di otol.*, 1897).

Michael (de Hambourg). — Pathologie de l'amygdale linguale (Traité de laryngologie et de rhinologie de P. Heymann).

Chiari und **Riebl.** — *Archiv f. Dermatol.* (Lupus), 1893.

Iversenq. — Un cas de lupus du pharynx (*Archiv. méd. de Toulouse*, 1897).

Strassmann. — *Virchow's Archiv*, Band XCVI.

Lennox-Browne. — Traité des maladies du larynx.

Labit. — Mycose de la base de la langue (*Rev. de laryngol.*, mars 1892).

Colin (A.). — De la mycose leptothrixique pharyngée (Thèse de Paris, 1893).

Colin (A.). — Traitement de la mycose leptothrixique par le perchlorure de fer (*Archiv. internat. de laryngol.*, 1896).

Tumeurs et Kystes.

Rosenberg. — Les tumeurs de la base de la langue (*Deuts. med. Wochens.*, nos 13-14, 1892).

Dubourdieu. — Des tumeurs bénignes de la base de la langue (Thèse de Bordeaux, 1897).

Michael (de Hambourg). — Article déjà cité.

Hajeck. — Accessorische Zungenbildung (*Internat. klin. Rundschau*, nº 31, 1892).

Guermonprez. — *Journ. des sciences méd. de Lille* (Carcinome), 26 juin 1891.

Heurtaux. — *Gaz. méd. de Nantes* (Épithélioma), 9 oct. 1889

Parker. — Pathol. Soc. of London (Adénofibrome), 1869.

Hickmann. — Pathol. Soc. of. London, 1869.

Fith. — *Amer. Journ.*, avril 1872.

Pooley. — *Amer. Journ.*, avril 1872.

Holbrok. — *N.-Y. med. Journ.* (Adénomyxome), 8 nov. 1884.

Albert. — *Wien. med. Presse* (Kyste), 1885.

Hadden. — *Transact. of the pathol. Soc. of London* (Kyste), 1886.

Schülten. — *Finnische med. Zeit.* (Sarcome), 1888.

Curtis. — N.-Y. med. Acad. (Tumeurs malignes), 23 avril 1889.

Bull. — *Journ. of ophthal. and laryngol.* (Papillomes), juill. 1889.

Noquet. — Tumeur de la base de la langue (*Bull. méd. du Nord*, 1889).

Sigel. — *Wurtemb. Correspondenz.* (Kyste), nº 66, 1891.

Scheier. — 1º *Berlin. laryngol. Ges.* (Sarcome), 17 juill. 1891; — 2º *Berlin. klin. Wochens.* (Sarcome), nº 24, 1892.

Huïe. — *Edimburger med. chir. Transactions* (Chondrome), III.

Onodi. — *Rev. de laryngol.* (Fibrosarcome), nº 20, 1893.

Bernays. — *Saint-Louis med. Journ.* (Kyste), IV, 201.

Chiari. — *Wien. klin. Wochens.* (Polype), nº 25, 1894).

Broca. — Maladies de la langue (*Traité de chirurgie* de Duplay et Reclus).

Morestin. — Maladies de la langue (*Traité de chirurgie* de Le Dentu et Delbet).

Étiévant. — Ostéotomie médiane de l'os hyoïde et la pharyngotomie transhyoïdienne de Vallas (*Gaz. des hôpit.*, nº 110, 25 sept. 1897).

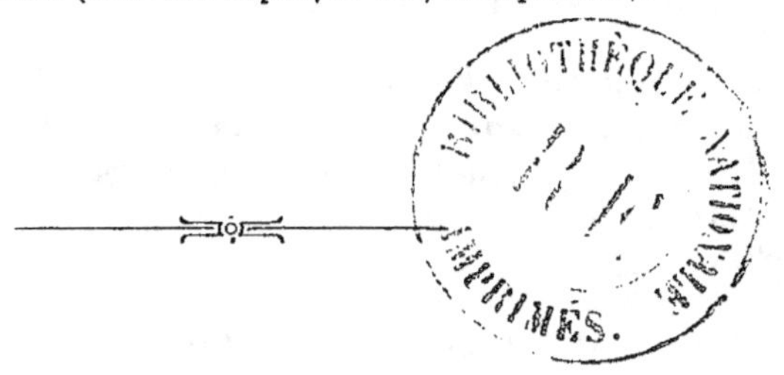

Bordeaux. — Impr. G. GOUNOUILHOU, rue Guiraude, 11.

www.ingramcontent.com/pod-product-compliance
Lightning Source LLC
LaVergne TN
LVHW020038170826
845678LV00001B/316

* 9 7 8 2 3 2 9 6 9 6 7 9 9 *